Arzneimittelprüfung Wein

Vitis vinifera
— Zwei homöopathische Arzneimittelstudien
                                in einem Band

Weiß – Österreich – Folium vitis viniferae
Rot   – Deutschland – Vitis vinifera cum fructibus
                      1998 – 2003

Peter König & Gerda Dauz, Eisenstadt / Wien
Jürgen Weiland, Bonn

Arzneimittelprüfung Wein
Vitis vinifera – Zwei homöopathische Arzneimittelstudien in einem Band

Peter König & Gerda Dauz
Jürgen Weiland

Deutsche Originalausgabe.

Copyright © Verlag Jörg Wichmann, Rösrath 2003

Alle Rechte, insbesondere auch das der Übersetzung, vorbehalten. Kein Teil dieses Buches darf ohne schriftliche Genehmigung des Verlages - nicht als Fotokopie, Mikrofilm, auf elektronischem Datenträger oder im Internet - reproduziert, übersetzt, gespeichert oder verbreitet werden.

All rights reserved, including those of translation into other languages. No part of this book may reproduced, translated, copied, filmed, taken into electronic files, data carriers or internet without written permission of the publisher.

1. Auflage Dez. 2003
Herstellung: Books on Demand GmbH, Norderstedt

FAGUS- Verlag, Jörg Wichmann
Eigen 81, D- 51503 Rösrath, Germany
Fax: 0049 - 2205 - 912563
e-mail: info@homoeopathie-wichmann.de
www.homoeopathie-wichmann.de

ISBN 3-933760-03-8

Inhaltsverzeichnis:

	Seite
Einleitung	5
Die Pflanze Vitis vinifera [P.K.]	8
Der Wein in der Antike – Mythologie des Weines [J.W.]	10

Arzneimittelprüfung Vitis vinifera 15
– Weißwein aus dem Burgenland [P.K. & G.D.]
Prüfungsansatz & Rahmenbedingungen 15
Ausgewählte Vitis-Symptome unserer Prüfer 20

Arzneimittelprüfung Vitis vinifera 47
– Rotwein aus dem Ahrtal [J.W.]
Prüfungsansatz & Rahmenbedingungen 47
Die Tagebücher 50

Vitis-Nachträge ins Repertorium [P.K. & J.W.] 104

Vitis vinifera in der Praxis 111
 - eine Fallstudie der Rotweintraube [J.W.]

Ideen zu Vitis 118
  Haltsuche, Gezähmtheit & Ausschweifung [P.K.]
  Vitis, Alcoholus, Vinum - was weiß die Rebe vom Wein? [P.K.]
  Tiere & Vitis [P.K.]
  Vitis- Resonanz bei Bier- oder Weintrinkern [P.K.]
  Wärme- Kälteregulation – schneeweiß & blutrot [J.W.]
  Von Verletzungen, Unfällen & Bisswunden [J.W.]
  Pilzbefall & Abort [P.K.]
  Mögliche Arzneibeziehungen [P.K. & J.W.]

Danksagungen	128
Literatur- und andere Vitis-Quellen	130
Kurzbiographien und Adressen der Verfasser	133

„An der Spitze aller Medikamente bin ich, Wein.
Dort wo es keinen Wein gibt, werden Arzneien nötig,
da sich allerlei Krankheiten einstellen."[1]

Einleitung: Warum?

Den Wein homöopathisch zu prüfen und ihn somit zum spezifischen Heilmittel zu machen, war für uns aus mehreren Gründen Verpflichtung, aber auch Versuchung und Herausforderung. Vitis vinifera ist eine jener homöopathischen Arzneien, die bisher „klein" und mehr oder weniger ungenützt im Schatten weitaus größerer und bekannterer Mittel gestanden haben, aber – nicht zuletzt wegen seiner kulturgeschichtlichen Bedeutung als edler Begleiter der Menschheitsentwicklung und als Symbol des Friedens und des Wohlstands – „Großes" vermuten lassen. Außerdem ist die Weinrebe eine der führenden und landschaftsformenden Kulturpflanzen sowohl des Burgen- wie auch des Rheinlandes, - jener Lebensräume, in denen die beiden Vitis-Arzneimittelprüfungen ausgewertet und bearbeitet wurden.

Mit Ausnahme einer weiteren homöopathischen Arzneiprüfung jüngeren Datums[2] sind uns bis heute (Jänner 2003) keine weiteren „Arzneiversuche" im Sinne Samuel Hahnemanns bekannt. Im Repertorium gab es zu Vitis bisher keine Rubriken, die sich auf Arzneiprüfungsergebnisse stützen.

---

[1] Aus einem Brief des Apostels Paulus an seinen Schüler Timotheus.
[2] Karl-Josef Müller, Zweibrücken, veröffentlichte 1997 eine seiner „Kopfkissenprüfungen" mit Vitis vinifera C200 (DHU), die sich jedoch ausschließlich auf Träume bezieht.

Die Pflanze „Wein" und der Saft, der aus ihrer Frucht gepresst wird, besitzen – wie z. B. auch das Getreide - eine tiefe und innige Verbindung zum Menschen und seiner Kultur. Weingenuss war im alten Ägypten schon 5000 Jahre vor unserer Zeit gebräuchlich, und war dort den Gottheiten Isis und Osiris zugeordnet. 500 v. Chr. soll er von den Griechen nach Westeuropa gebracht und durch die Römer verbreitet worden sein. Im Messwein als „Blut Christi" hat sich seine Bedeutung in besonderer Weise erhöht.

Zwischen uns Menschen und dem Wein (und somit auch zur Pflanze Vitis vinifera) gibt es einige erstaunliche Parallelen, die uns erst bei intensiver Befassung mit dem Thema bewusst wurden: Die Pflanze stellt ähnliche klimatische und Temperaturansprüche wie der Mensch: Das Ambiente von Vitis ist auch unser (warm-gemäßigter) Lebensraum, - zwischen dem 40. und dem 50. Breitengrad unserer Erde. Wie die Kultur des Menschen hat sich auch Vitis (mit dem Menschen?) entlang der großen Flussläufe weiterverbreitet: Wo es die Weinrebe gibt, gibt es auch den Menschen mit seiner Kultur. Der Wein – entsprechende Qualität vorausgesetzt – wird in etwa so alt wie der Mensch, auch wird er „reifer" mit dem Alter. Weinstock und Mensch, - beide brauchen intensive Zuwendung, um werden, wachsen und reifen zu können, - eine Zuwendung, die beim Wein-Kranken (beim Alkoholiker) als noch intensiver zu bezeichnen ist. - Daneben gibt es noch einige auffallende interessante sprachliche Querverbindungen zwischen Mensch und Wein („Weinsprache"), auf die im Rahmen dieser Arbeit noch eingegangen wird. - Somit verhalf diese Arzneimittelprüfung der Weinrebe unseren Probandinnen und Probanden in vielerlei Hinsicht zur Begegnung mit vertrauter Substanz, mit vertrautem Wesen, gewachsen auf heimatlichem Boden[3].

Weiters erschien es spannend und lohnend herauszufinden, wie es mit der „Psychoaktivität" der Weinrebe bestellt ist. Rätsch stuft Vitis in seinem Buch über die psychoaktiven Drogen zwar als solche ein, bleibt im Text aber die Begründung schuldig. Vielmehr scheint es „bloß" das am Endpunkt des Gärungsprozesses stehende Sekundärprodukt „Alkohol" zu sein, dessen Auswirkungen auf die psychische Befindlichkeit ja allgemein bekannt sind, – aber nicht die Pflanze Vitis und deren Inhaltsstoffe selbst. Konkret geht es auch um die Unterscheidung der homöopathischen Arzneien **Vitis, Alcoholus und Vinum**. In dieser Arbeit wollen wir auch versuchen, der Beantwortung dieser komplexen Frage aus dem Blickwinkel der homöopathischen Forschung, nämlich über die Resultate unserer Arzneimittelprüfung, nahezukommen.

---

[3] Ob man Unterschiede in der Art und Intensität von Prüfungsreaktionen abhängig vom Grad an Vertrautheit mit der geprüften Substanz erwarten darf, soll hier als Frage in den Raum gestellt werden. Aus der Symptomenfülle einer Pflanze wie Nux vomica lässt sich eher schließen, dass die „Globalisierung" unserer Materia Medica schon lange vor dem, was wir heute als solche bezeichnen, eingetreten ist.

Der österreichische Teil der Vitis vinifera – Prüfung erlebte am 56. Weltkongess der Liga Medicorum Homoeopahica Internationalis (LMHI) in Sibiu, Rumänien, am 31. August 2001 seine Weltpremiere („Vitis vinifera – A New and Surprising remedy"), und die ins Burgenland-Exil übersiedelte Wiener Homöopathievorlesung am 18. Jänner 2002 die erste Vitis-Präsentation in Österreich, bei der in dankenswerter Weise auch zwei der Prüferinnen, der Hersteller der Prüfarznei und ein Vinologe mitwirkten.[4]

Dieses Buch enthält in bestmöglicher Harmonie und sich wechselseitig befruchtend zwei Vitis-Arzneimittelprüfungen, - die eine („Weißwein"!) aus Österreich, die andere („Rotwein"!) aus Deutschland. Die Reihenfolge der Präsentation entspricht dem Wachstum und der Entwicklung der Pflanze Vitis vinifera (zuerst das Blatt, dann die Frucht), bzw. auch der Abfolge der Jahreszeiten (Frühling, - dann erst der Herbst).

Auf ein Kapitel über die Untersuchung des „Heilens und Tröstens" durch Wein in der Geschichte der Medizin (z. B. auch bei Platon und Hildegard von Bingen, - bis heute [„Herzinfarktprävention"?!]), haben wir in dieser Arbeit bewusst verzichtet. Zum einen gibt es hierzu genügend Literatur, und zum anderen lassen sich auch hier spezifische „Vitis-Wirkungen" nicht von den allgemeinen Effekten des Alkohols (siehe später!) differenzieren. Eine Ausnahme stellen die Flavonoid-Präparate aus dem roten Weinlaub (Parthenocissus) dar, die als Phytotherapeutika Verwendung bei der venösen Insuffizienz finden[5]. Auch auf die Verwendung der Weinrebe als „Seelenpflanze" Edward Bachs (Vine und Grape) soll im Rahmen dieser Arbeit nicht eingegangen werden.

---

[4] Tonbandkassetten dieser Vorlesung sind außer über die Autoren auch beim Irl-Vertrieb (Peter Irl), D-82131 Buchendorf, Neuriederstraße 8 bzw. <www.irl.de> erhältlich.

[5] Im Rahmen unserer Prüfung haben wir übrigens keine auffallenden Venen-Symptome beobachtet.

Die Pflanze Vitis vinifera [P.K.]

Nach heutigem Wissensstand stammen weder die Weinrebe noch der Weinbau aus Griechenland, sondern aus Kleinasien. Über ihre Verbreitung in Europa entlang der großen Flußtäler, über die warmen Auen, wurde schon berichtet. In diesen Auregionen ist die Weinrebe in ihrer ursprünglichen („wilden") Form als Vitis vinifera sylvestris heute noch – allerdings als Rarität - anzutreffen.

Vitis vinifera gehört zur ca 600 Arten umfassenden Gattung der Weinrebengewächse (Vitaceae), - diese wiederum zu den Kreuzdornartigen (Rhamnales). Ein botanisches Nahverhältnis besteht somit auch zur Familie der Kreuzdorngewächse (Rhamnaceae), zu der auch die in der Homöopathie bzw. in der Phytotherapie bekannten Pflanzen Cascara sagrada, Ceanothus sowie Rhamnus frangula (der Faulbaum) gehören. Die Jungfernrebe („Parthenocissus"; „Veitchi", „Wilder Wein") ist neben Vitis vinifera die bekannteste Vertreterin der Vitaceae.

Vitis vinifera ist ein ausdauernder holziger Kletterstrauch, der auch mehrere hundert Jahre alt zu werden vermag. Stammlängen (ohne den kulturell motivierten Eingriff des Menschen) von bis zu 45 m sind beschrieben worden, betragen normalerweise aber 6 bis 15 m. Die Borke des Stamms löst sich typischerweise streifig ab. Weinreb-Wurzeln können bis zu 20 m tief in die Erde reichen und auch in trockensten Zeiten noch Wasser aus der Tiefe holen. Die Ranken der Weinrebe sind umgewandelte Zweige und sind immer gegenüber einem drei- bis fünflappig gezähnten Blatt positioniert. Jedem dritten Blatt fehlt auffallenderweise jedoch die gegenüberliegende Ranke. Die Orientierung der Ranken erfolgt durch Berührungsreize (Haptotropismus). Durch Ein- und Umrollung eigener Pflanzenteile oder von Drähten oder Pfählen hängt sich Vitis gewissermaßen selbst auf, wobei die Triebe durch langsam kreisende Bewegungen Halt suchen. Die Weinreb-Blüten sind eher unscheinbar, grüngelb gefärbt und verströmen zur Blütezeit (Juni, Juli) einen angenehmen Geruch. Bei wilden Formen sind sie zweihäusig, bei Kulturformen meist zwittrig. Der sich aus den Blüten entwickelnde Fruchtstand ist im botanischen Sinn eine Rispe, wird aber gemeinhin „Traube" („Weintraube") genannt.

Schädlinge und deren Bekämpfung spielen im Weinbau eine große Rolle. Der aus Nordamerika eingeschleppte „Falsche Mehltau" (Plasmopara viticola) – nur eine von mehreren bekannten Pilzerkrankungen der Weinrebe! - wird gemeinhin mit Schwefel bekämpft. Die seit 1870 in unsere Breiten eingewanderte Reblaus – vor allem die Wurzellaus - gilt als der „Erzfeind" der Weinrebe. Durch Aufpfropfen qualitativ hochwertiger Reiser auf reblausresistentere amerikanische Unterlagsreben ließ sich dieses für die Weinkultivierung verheerende Problem in den Griff bekommen. Allerdings ist heute wieder vielerorts von der „Rückkehr der Reblaus" die Rede. Die Bekämpfung von überfallsartig in die Weingärten einfallenden Vogelschwärmen mittels martialischer Lautkulissen und deren Abschreckung durch tieffliegende Flugzeuge und Schüsse, wie es zumindest im Burgenland vor der Erntezeit üblich ist, mit eingeschlossen, erinnern diese Schädlingsbekämpfungsmethoden an kriegsähnliche Szenarien.

Vitis vinifera soll die Elemente Kupfer, Molybdän, Selen und Magnesium in größeren Konzentrationen enthalten. Wieweit sich diese Inhaltsstoffe auch homöopathisch nachvollziehen lassen – also z.B. *Cuprum*-Symptome in Vitis auffindbar sind -, soll hier nicht weiter untersucht werden, soll aber als Frage bzw. als Anregung zur Verfolgung dieser Inhaltsstoff-Spuren durch die LeserInnen dieses Buches im Rahmen dieser Arbeit nicht unerwähnt bleiben.

Der Wein in der Antike
- Mythologie des Weines [J.W]

"Vom Urbeginn der Schöpfung ist dem Wein eine Kraft beigegeben, um den schattigen Weg zur Wahrheit zu erhellen." [6]

Wein in der Antike

Neben den Getreidearten gehört der Wein mit zu den ältesten Kulturpflanzen der Menschheit. Bereits vor mehr als 6000 Jahren haben Nomadenvölker vermutlich schon wilde Traubensorten zu Wein vergoren. Zusammen mit Oliven und Feigen gehörten die Weintrauben zu den ersten Wildfrüchten die der Mensch domestizierte. Die ältesten Werkzeugfunde und Gefäße die der Weinbereitung hätten dienen können, stammen aus dem 6. Jahrtausend vor Christus. Sie stammen aus der Region des nördlichen Kaukasus und dem Persien des 4. Jahrtausend. Hier hat wohl die Wiege des Weinbaus gestanden.

Seine erste große Blütezeit fand der Weinbau im alten Ägypten. Unter der Herrschaft der Pharaonen erlangte die Weinbautechnik eine erste beeindruckende Perfektion. Die Keltermethodik aus dem alten Ägypten hatte über Jahrtausende bestand.

---

[6] Alighieri Dante (1265-1321), italienischer Dichter und Philosoph (Gastmahl, Göttliche Komödie)

Das archaische Griechenland war die nächste Etappe in der Eroberung der antiken Welt durch die Weinrebe. In der 2. Hälfte des 2. Jahrtausends v. Chr. wurde der Wein ein wichtiger Bestandteil der griechischen Kultur.

Mit den Eroberungen durch die griechischen Siedler fand der Weinbau Einzug in Süditalien. Als wichtigstes Weinhandelszentrum Italiens galt damals Pompeji. Von hieraus wurden Weine bis ins entfernte Bordeaux exportiert. Nach dem Untergang von Pompeji waren es die Römer, die in allen Teilen ihres Reiches für die Verbreitung der Weinrebe sorgten.

Mythologie

Eng verbunden mit dem Wein ist die Geschichte des Dionysos, dem griechischen Gott des Weines und der Vegetation. Er war auch der Gott der Bäume, häufig dargestellt als aufrecht stehender Pfahl, behangen mit einer Maske; die ihm geweihte Farbe war grün, Wachstum und Lebenskraft der Natur symbolisierend. Der Wein, den Dionysos uns brachte, war ein wilder Wein, dessen Saft wurde ungegoren getrunken. In religiösen Zeremonien benutzte man diesen wilden Wein, um den Zustand der Einheit von irdischem Mensch und angebetetem Gott zu erreichen.

Dionysos soll phrygischen Ursprungs sein. Dio bedeutet im Phrygischen „Zeus" und Nyos „Jüngling." Man nennt ihn auch den Gott der Lust, der Liebe und Ekstase. Mit seinem Gefolge tanzender Nymphen, Silenen und Bacchantinnen streifte er stets umher. Dionysos symbolisiert alles, was im weitesten Sinne mit Lust verbunden ist: Liebeslust, Trinklust, Esslust, Lust zu tanzen. Er ist der Gott, der uns mit den Instinkten und dem Animalischen der Natur verbindet. Er gilt auch als Schöpfer des Theaters, des rituellen Raumes, in dem tiefe emotionale oder archetypische Prozesse dargestellt und verarbeitet werden können.

Dionysos polar gegenüber steht Apollon, der Gott der Sonne. Apollon ist der Gott des Tages, der Schöpfung, der Klarheit und Objektivität, der Kunst und Wissenschaft. Dionysos dagegen als der Gott des Weines, des Tanzes und der Ekstase. Nach Nietzsches Darstellung in der „Geburt der Tragödie" will uns die dionysische Kunst von der ewigen Lust des Daseins überzeugen. Kommt es, wie zu Nietzsches Zeiten in der 2. Hälfte des 19. Jh., zu einem starken Übergewicht des Apollinischen, was seiner Ansicht nach zu einer erstarrten, puritanischen und korrupten Staatsreligion führen kann, so kann uns die Lebenskraft und Heiterkeit des Kindgottes Dionysos, des Frühlings, wieder zu neuem Leben erwecken. Auch in unserer heutigen politischen Gegenwart ist die dionysische, naturverbundene, grüne Bewegung als Gegenpol zu den titanischen (technisierten) Kräften von großer Bedeutung.

Aus der antiken Literatur wurden uns sehr unterschiedliche Darstellungen und Sichtweisen zur dionysischen Mythologie überliefert. Einige Zeit nach meiner Vitis-Studie ist mir eine Geschichte zu Dionysos begegnet, in der sich die oben genannten Themen besonders spiegeln:

Während eines seiner vielen Liebesabenteuer zeugt Zeus, der höchste der griechischen Götter, mit Semele, einer sterblichen Frau, ein Kind. Semele ist Tochter der Königin und des Königs von Theben. Zeus eifersüchtige Frau Hera entdeckt das außereheliche Abenteuer ihres Mannes und sinnt auf Rache. Sie verleitet Semele dazu, ihren Liebhaber zu bitten, dass er sich in seiner ganzen Göttlichkeit zeige. Zeus, der versprochen hatte, jeden Wunsch seiner Geliebten zu erfüllen, hat keine Wahl. Er zeigt sich in seiner ganzen göttlichen Größe, von zuckenden Blitzen begleitet, wodurch Semele augenblicklich zu Asche verbrennt. Sie ist zu diesem Zeitpunkt im siebten Monat schwanger, und Zeus kann im letzten Moment das Kind retten. Durch die Blitzstrahlen ist das Kind unsterblich geworden. Er näht den Fötus in seinen Oberschenkel und drei Monate später wird sein Sohn geboren: Dionysos.

Weil Heras Rachedurst noch lange nicht gestillt ist, gibt Zeus den jungen Gott vorsorglich dem Götterboten Hermes, der ihn auf die mythische Insel Nysa bringt. Dionysos wird als Mädchen verkleidet von den dort lebenden Nymphen großgezogen. Der alte oft betrunkene Silenos, halb Mann, halb Pferd, weiht ihn in die Geheimnisse der Natur und des Weinmachens ein.

Als junger Mann reist Dionysos nach Ägypten, Kleinasien und Indien. Er sammelt ein großes Gefolge von Satyrn, Silenen und Bacchantinnen um sich. Überall wo er hinkommt, unterweist er die Menschen in der Kunst, Wein zu machen, und vor allem Frauen geben sich den dionysischen Ritualen hin, die durch ekstatische Tänze, Musik, Alkoholgenuss und Sex gekennzeichnet sind.

Viele glauben jedoch nicht an seine göttliche Abstammung und verabscheuen seine sinnlichen Bacchanale. Für diese Ablehnung oder Verachtung müssen sie schwer büßen.

In Theben, der Geburtsstadt Semeles, regiert König Pentheus, der Sohn der Agaue. Agaue ist Semeles Schwester und hat der Erzählung ihrer Schwester über die göttliche Zeugung niemals geglaubt. Sie hat stattdessen das Gerücht verbreitet, Semele sei von einem Landstreicher geschwängert worden und ihr Tod sei Zeus' Rache für den Missbrauch seines Namens.

König Pentheus will mit dem verweichlichten angeblichen Gott und seinem ausschweifenden Kult nichts zu tun haben. Er nimmt Dionysos gefangen. Aber Dionysos lässt Pentheus' Palast einstürzen und bringt ihn dazu, selbst den Ritualen beizuwohnen. Der König begibt sich, in Frauenkleider verkleidet, zum Berg Kithaeron, wo die Vorbereitungen für die Rituale in vollem Gange sind.

Auch Pentheus` Mutter Agaue befindet sich in völliger Ekstase unter den Frauen. Während Pentheus das Ritual verfolgt, lenkt Dionysos die Aufmerksamkeit auf ihn. So vollzieht sich die blutige Rache des Gottes: In ihrer göttlichen Trunkenheit halten die Bacchantinnen den König für ein wildes Tier, und sie zerren ihn zu sich herab. Sie zerreißen ihn in Stücke. Agaue steckt den Kopf ihres Sohnes auf einen Stock und kehrt triumphierend in die Stadt zurück, wo ihr Vater Kadmos sie zur Besinnung ruft. Da erkennt sie das grausame Schicksal, mit dem Dionysos sie gestraft hat. [7]

Wie sehr sich diese Mythologie des Dionysos in der Vitis-Studie widerspiegelt, zeigen die Erfahrungen der Probandinnen Nr.2 & Nr.12. So wie die Bacchantinnen Pentheus (er war der Repräsentant der anti-erotischen Kriegerkaste) zerreißen und Agaue seinen Kopf auf einen Stock spießt, träumten die Prüferinnen davon, Köpfe oder Gesichter abzuschneiden (siehe Tagebücher). Interessanterweise haben sich diese Prüferinnen durch den Einfluss der Prüfarznei seelisch geöffnet und sind deutlich kommunikativer und fröhlicher geworden.

Gesicht - Maske – Persona – Schatten
In vino veritas

Auf verschiedenen Abbildungen des Dionysos wird zu den dionysischen Ritualen eine „Maske" emporgehoben (s. Titelbild).

In den Träumen zweier Probandinnen der roten Traube zeigte sich eine starke Resonanz zu dieser Thematik. Hier fällt durch das Abschneiden von Gesichtern in gewissem Sinne die Maske des Menschen. Interessant, dass diese beiden Probandinnen nach dem Fall der „Maske" eine seelische Öffnung erfahren haben, mehr zu ihren Gefühlen standen und somit auch mehr ihr wahres Gesicht gefunden haben.

In der analytischen Psychologie trägt die Persona einen wesentlichen Anteil an den innerpsychischen Funktionen des sich Zeigens oder Versteckens: Unsere Anpassung an die Gesellschaft wird erreicht, indem wir einen Teil der Persönlichkeit entwickeln, den C.G Jung „Persona" nannte. Die „Persona" ist die Bezeichnung der Maske, welche Schauspieler der Antike trugen.

„Die Persona ist also ein Funktionskomplex, der aus Gründen der Anpassung oder der notwendigen Bequemlichkeit zustande gekommen, aber nicht identisch ist mit der Individualität."[8] Die Maske hat also auch zu tun mit der Anpassung an die Eltern, die Gesellschaft, eben zu tun was gewünscht ist. Ist die Persona eines Menschen zu sehr *angewachsen,* so wird das Leben desjenigen der sie trägt, sehr eng und starr (*apollinisch-dionysischer Konflikt*). Fällt die Maske, dann zeigen sich die weniger schönen, oft unterdrückten Eigenschaften, die wir gerne in den

---

[7] Ton van der Kroon: Die Rückkehr des Löwen
[8] Carl Gustav Jung: Gesammelte Werke Band 6, S.880.

Schatten verbannen. Jedoch wenn diese Anteile integriert und ausgelebt werden, dann wird unser Dasein - wie bei den Vitis-Probandinnen - lebendiger und entspannter sein können. Einen kreativeren Umgang mit unserer Persona sehe ich als ein Hauptwirkungsfeld der dionysischen Mythologie und auch als die tiefere Heilkraft von Vitis vinifera.

Tod und Wiederauferstehung

Auf seinem Weg verkörpert Dionysos in den verschiedenen mythologischen Darstellungen auch immer wieder den Zyklus von Tod und Wiedergeburt. So befahl einst die rachsüchtige Hera den Titanen den jungen Dionysos zu entführen und anschließend zu töten. Dabei wurden seine Glieder zerrissen, gebraten und anschließend verspeist. Doch Athene fand sein Herz und Zeus konnte seine Glieder wiederherstellen.

So wie der Weinstock soll Dionysos jedes Jahr gestorben und erst wiedergeboren sein, wenn im Frühjahr die ersten Schösslinge erschienen. [9]

Sein Kult ist auch einer der vielen Vorläufer des wiederauferstehenden Gottes, aus denen sich später das Christentum entwickelte (Messwein – Eucharistiefeier).

---

[9] Morgan J. Roberts: Mythologie der Griechen und Römer

Arzneimittelprüfung Vitis vinifera

(Folium vitis viniferae – Weißwein aus dem Burgenland, Österreich) [P.K. & G.D.]

Prüfungsansatz und Rahmenbedingungen

Unsere Probanden rekrutierten sich aus der Homöopathievorlesung an der Universität Wien (P.K., Oktober 1990 bis Juni 2001). Nach einer schriftlichen Voranamneseerhebung mittels des Fragebogens von Hans Jörg Hee, St. Gallen, wählten wir schließlich 15 ProbandInnen im Alter zwischen 23 und 57 Jahren aus – Studenten, Ärzte, Laien – davon 9 weiblich, 6 männlich (siehe Tabelle 1!).

Während der Prüfung erhielt jeder Proband eine fortlaufende Nummer mit dem Zusatz „w" oder „m" für weiblich oder männlich, - mit Hilfe dieses Codes sollte auch die Zuordnung der einzelnen Prüfsymptome zu den einzelnen ProbandInnen innerhalb dieses Texts besser gelingen.

Die Arznei wurde aus einer Liste von 8 vorausgewählten, interessant zu prüfenden Arzneien per Zufall ausgewählt, und von Apotheker Robert Müntz, Remedia (Eisenstadt), aus der C3-Verreibung nach Hahnemann bis zur C30 potenziert. Bei unserer Prüfung war dies die C3-Verreibung aus den Blättern einer 12 Jahre alten auf eine Unterlagsrebe aufgepfropften Weißwein-Vitis-Pflanze, die zunächst als „Grünen Veltliner" identifiziert wurde, dem Garten des Herstellers entstammend. Leider traten jedoch beim Versuch der exakten botanisch-vinologischen Zuordnung unvorhergesehene Schwierigkeiten auf. Neueren Erkenntnissen zufolge kann nun davon ausgegangen werden, dass es sich um die Blätter einer „Weißburgunder"-Art handelt.

Nach der schriftlichen Voranamneseerhebung mittels oben erwähnten Fragebogens erhielten unsere Probanden im März 2001 die Arznei in C30 mit der Anweisung, diese täglich einzunehmen, bis Symptome auftreten, dann abzusetzen und die Einnahme dann eventuell noch einmal in gleicher Weise zu wiederholen. Die Einnahmedauer lag zwischen 4 und 20 Tagen. Auf die Vor-, Nach- oder Zwischenschaltung von Placebophasen wurde bewusst verzichtet. Das Prüfungsprotokoll wurde während der Einnahme, sowie für mindestens 3 Wochen Nachbeobachtungszeit geführt. Danach wurden noch persönliche Nachanamnesen erhoben.

Bis zum Ende der Auswertung (inklusive der Nachanamnesen) – dies war der 20. August 2001 – blieben wir doppelblind, das heißt, weder wir, die Auswerter, noch die ProbandInnen wussten um die Identität der geprüften Substanz. Es war uns am Ende unserer Bearbeitung der Prüfung jedoch möglich, Vitis aufgrund der vorliegenden Symptome als wahrscheinlichste Arznei aus der Vorgabeliste von 8 Arzneien zu erkennen[10].

Die Auswertung selbst erfolgte nach einem bei bisherigen Arzneiprüfungen gut bewährten Punkte-Schema: Es wurden je 0 bis 3 Punkte für die Reaktionen und Symptome in den 5 Bereichen Geist/Gemüt, Körper, Allgemeines, Träume und Heilung vergeben, maximal also 15 Punkte. Von unseren 15 ProbandInnen werteten wir 7 (darunter nur einen männlichen Prüfer!) als gute Responder, mit einer Punkteanzahl zwischen 8 und 10 Punkten. Aus unseren bisherigen Erfahrungen bei der Extraktion von essentiellen Einsichten in Prüfarzneien wissen wir, dass diese bestreagierenden Probanden (in Tabelle 1 grau unterlegt!) auch die qualitativ wichtigsten Symptome und Zeichen zu geben imstande sind. Dies soll jedoch keinesfalls heißen, dass die einzelnen Symptome anderer ProbandInnen keine Beachtung verdienen. Die in Spalte 3 wiedergegebene Zahl drückt die Selbsteinschätzung unserer ProbandInnen in bezug auf die Stärke ihrer Reaktion auf die geprüfte Substanz aus.

---

[10] Dies war aber mangels bereits bekannter Vitis-Symptome nur über die signaturhaften Inhalte der Träume unserer Probanden möglich, - siehe später!

Proband	Einnahme	Responder 0-3 Pkt.	Reaktion 0-3 Pkt.					Gesamtpkt.
			GG	Körper	Allg.	Träume	Heilung	
1 W	4	3	~	3	2	3	~	8
2 W	20	2	~	~	2	~	~	2
3 M	9+1	?	~	?	~	~	~	~
4 W	7	3	2	2	3	2	~	9
5 M	11	?	~	~	?	?	~	~
6 M	10	2	~	~	2	2	~	4
7 M	10	1	1	~	~	~	~	1
8 W	4	3	2	2	2	2	1	9
9 W	8	2	~	2	~	1	~	3
10 W	5	3	2	3	3	~	2	10
11 W	10	3	3	1	3	~	3	10
12 M	3+7	1	[1]	1	[1]	~	~	1+[2]
13 M	6	3	3	3	1	~	1	8
14 W	5+1	2	~	2	1	2	~	5
15 W	20	3	2	2	3	1	1	8

Vitis vinifera

Tabelle 1

Sämtliche *Originaltexte* zu Vitis aus der Quelle unser Prüferinnen und Prüfer werden in dieser Arbeit in *kursiver Schrift* wiedergegeben.

Proband 13m, 24 Jahre alt, Medizinstudent
Flatulenz, aber „nette Erfahrung"

Als thematischen Einstieg in die Resultate unserer Vitis-Arzneimittelprüfung wollen wir den eindrucksvollen Prüfbericht unseres Probanden 13m, der eine C30 von Vitis 6 mal eingenommen hatte, in toto, und danach kurz kommentiert, wiedergeben.

16.3. Einnahme 8.00
17.3. Einnahme 9.00
18.3. Einnahme 7.00
starker Flatus, laut und stark übelriechend, begonnen am Nachmittag, schlimmer abends
19.3. Einnahme 8.00
*Flatus morgens weg, nachmittags wieder aufgetreten, schlimmsten abends
bin von einer Frau in der U-Bahn verbal attackiert worden (ca. 10.00), habe mich aber nicht umgedreht, wie es sonst meine Art wäre, sondern habe selber ziemlich schroff zurückgeschnauzt. War darüber selbst sehr verwundert, Reaktion auf ungerechtfertigte Kritik?*
20.3. Einnahme 11.00
*Flatus wie oben, < nach Essen, abends, > morgens
dumpfer Schmerz im linken Unterarm, radial, schnell auftauchend und wieder verschwindend, Schmerz wanderte dann sehr rasch bis zum rechten Occiput und verschwand dann (ca. 16.30., Bewegung, Druck oder Wärme haben keinen Einfluß)*
21.3. Einnahme 8.30
*Flatus bleibt
ähnliche Situation wie in U-Bahn bei Kassa in der Akh-Mensa, habe mich ungerecht behandelt gefühlt, den Frust oder die Wut aber nicht geschluckt, sondern sofort ohne zu denken den beiden Luft gemacht.
Schmerzen an verschiedenen Körperstellen, kommen und gehen sehr rasch z.B. Kopfschmerz linke Schläfe für ca. ½ Sekunde, wie Stich oder Strom*
22.3. *keine Einnahme mehr*
23.3. *Flatus abgeklungen*
24.3. *Sodbrennen nach Essen von Chilli (habe ich sonst nie), von 21.00 bis nächsten Tag um 11.00, ständiges
Gefühl, als drücke etwas auf mein Brustbein, brennen ganz hoch empfunden im Schlund hinten über Kehlkopf, Gefühl der Magen arbeitet überhaupt nicht.*
3.4. *Nachmittagsschläfchen, erwache um 15.00 und bin völlig desorientiert, kann die Uhr nicht lesen, glaube immer es ist 9.00 morgens und ich hätte schon seit einer Stunde in der Arbeit sein müssen, bekomme dann Panik, weil ich meine Pflicht nicht erfüllt habe, Zustand dauert ca. 2 Minuten, dann erst kapiere ich, dass ich nur eine halbe Stunde geschlafen habe und dass alles in Ordnung ist.*
5.4. *ganz genau die selbe Situation wie am 3.4., sogar die Uhrzeit ist dieselbe*

Insgesamt habe ich mich in dieser Zeit energiereich und sehr selbstsicher gefühlt, war dabei gut drauf und sehr produktiv. Danke für die nette Erfahrung.

Unser 24 Jahre alter Proband, ein blonder und hellhäutiger, (erwartungs)ängstlicher, vorsichtiger, selbstzweifelnder junger Mann, der sehr unter seiner Erythrophobie leidet, der im übrigen Bier lieber trinkt als Wein, hatte somit eine besondere und für ihn schöne Begegnung mit Vitis, die ihm „eine sehr produktive Zeit" (Originalwortlaut aus der Nachanamnese) und neue Bereiche erschloss. Dabei erlebte er an sich die Freisetzung einer Art von Impulsivität („Handeln, ohne lang zu überlegen"), die für ihn neu war, besonders dann, wenn er sich ungerecht behandelt fühlte. Einige Zeit nach Abschluss der Prüfung „normalisierte" sich dieses Verhalten wieder. Die Kombination von „unterdrücktem Ärger" und Flatulenz („Luft ablassen!") lässt wohl jeden Homöopathen zunächst an **Lycopodium** denken. – Zu dieser in der Prüfung in den Vordergrund getretenen Flatulenz kommentiert er, dass er solches noch nie an sich beobachtet hätte und dass diese Symptome der Grund dafür waren, dass er die Arznei nicht noch weiter einnahm. Durch äußere Umstände, z. B. durch diätetische Einflüsse, waren diese Symptome für ihn nicht erklärbar. Nebenbemerkung: Calcium lacticum war die Arznei, die ich (P.K.) ihm ein Jahr nach der Prüfung konstitutionell wegen einer Pharyngitis mit extremer Halslymphknotenschwellung, die in der Lebenssituation einer bevorstehenden neuen Arbeitsstelle auftrat, sehr erfolgreich gab.

Ausgewählte Vitis-Symptome unserer Prüfer

Die Reaktionen unserer Probanden und Probandinnen auf Vitis vinifera waren bei jenen Teilnehmern der Prüfung, die wir in dieser Arbeit als ResponderInnen bezeichnen, tief, eingreifend und riefen zum Teil starke und reproduzierbare Veränderungen – sowohl psychisch wie auch somatisch – hervor. Dankesbezeugungen für positive Prüfungserfahrungen (Heilreaktionen, Verbesserungen im energetischen Bereich, bessere Bewältigung von schwierigen Lebenssituationen, ...) stehen nur einer Negativ-Erfahrung gegenüber (Probandin 10w – Zahnschmerzen, Schlafstörung, die sich auch auf das gestillte Kind übertrug, daraus resultierender familiärer Konflikt!), die einer Therapie und Antidotierung ihrer Prüfungssymptome (mittels Sepia) bedurfte. Die Aussage unserer Prüferin 1w soll hier – stellvertretend für andere ähnliche Kommentare – wiedergegeben werden:

Ich war recht erstaunt, dass diesmal bei mir tatsächlich Symptome aufgetreten sind, bei meinen ersten zwei Arzneimittelprüfungen tat sich nie etwas. Ich war sehr froh, dass ich wußte, dass die Kügelchen sicher keine Placebos waren.

Wir haben versucht, dieses Kapitel möglichst praxisnah zu gestalten. Die einzelnen Zitate aus den Originalprüfungsprotokollen sind einem bestimmten Thema (Überschrift) zugeordnet und (ProbandInnen) numerisch angeordnet. In Klammer ist nach dem jeweiligen Symptom die ProbandInnennummer, sowie nach dem Schrägstrich der Tag nach Beginn der ersten Einnahme der Prüfsubstanz angeführt. „N" bedeutet „**N**achbeobachtungsphase", also z.B. „22N" den 22. Tag nach Beginn der Einnahme, wobei in diesem Fall die Beobachtung des Symptoms in den Zeitraum **nach** der letzten Einnahme fällt. Ein „A" in diesem Symptomencode bedeutet, dass die jeweilige Beobachtung das Resultat einer Nach-**A**namnese ist, die oft bis zu wenigen Wochen nach der letzten Einnahme des Prüfstoffs erfolgte. Heilungssymptome wurden ausdrücklich nicht von den übrigen unterschieden. Unterstreichungen in Traum-Texten sowie andere Hervorhebungen stammen vom Probanden selbst. Zu einzelnen Symptome wurden unsererseits noch Kommentare („K") hinzugefügt. Der auffallend veränderten energetischen Situation von ProbandInnen haben wir nach den Allgemeinsymptomen ein eigenes Kapitel gewidmet.

Geist/Gemüt

Ruhig, gelassen, friedlich[11]

Auffallende psychische Ruhe und Gelassenheit (15w/2)
Psychisch extrem ruhig (15w/3)
Auffallend ruhig und gelassen (15w/5)
Extrem ruhig, ausgeglichen und gelassen (15w/7)
Traum: große Frösche, die friedlich dahinquakten. Alles in allem war es eine sehr friedliche Stimmung (5m/6)

Übellaunig, streitsüchtig, gereizt[12]

Grantig, jeder und alles geht mir auf die Nerven (8w/3)
Schlagartig schlecht gelaunt, Kleinigkeiten nerven mich unglaublich (8w/4)
Merke, dass ich teilweise sehr ungerecht bin, kann aber meinen Grant nicht abstellen (breche grundlos einen Streit vom Zaun, bin richtig streitsüchtig)[13] (8w/4)

Plötzlicher Ärger

Schlagartig schlecht gelaunt (8w/4)
Ungeduldig, plötzlicher Ärger baut sich auf, sehr leicht beleidigt und gekränkt (hätte über Kleinigkeiten fast zu weinen begonnen). (10w/4)
Bin von einer Frau in der U-Bahn verbal attackiert worden (ca. 10.00 Uhr), habe mich aber nicht umgedreht, wie es sonst meine Art wäre, sondern habe selber ziemlich schroff zurückgeschnauzt. War darüber selbst sehr verwundert, Reaktion auf ungerechtfertigte Kritik? (13m/4)
Ähnliche Situation wie in U-Bahn bei Kassa in der AKH-Mensa, habe mich ungerecht behandelt gefühlt, den Frust oder die Wut aber nicht geschluckt, sondern sofort ohne zu denken den beiden Luft gemacht. (13m/6)

Leicht beleidigt, gekränkt

---

[11] Auch in der bereits erwähnten Vitis-Prüfung von Karl-Josef Müller, Zweibrücken, waren die „harmonische Atmosphäre", Friedlichkeit wichtige Symptome.
[12] Karl-Josef Müller: Gereiztheit, an mehreren Probanden beobachtet
[13] Farokh Master, Bombay führt Vitis an bei „Diktatorisch, herrschsüchtig" sowie bei „Tadelsüchtig, krittelig" (F. Schroyens: Synthesis). In einer schriftlichen Antwort an den Autor (P.K.) vom 10.12.2002 gibt er an, diese Angaben aufgrund von klinischen Beobachtungen (an einem Patienten, dem er zuvor Lycopodium verordnet hatte) gemacht zu haben. Auch das Studium der Bach-Blüten-Mittel habe ihm bei der homöopathischen Erschließung von Vitis geholfen.

Ungeduldig, plötzlicher Ärger baut sich auf, sehr leicht beleidigt und gekränkt (hätte über Kleinigkeiten fast zu weinen begonnen) (10w/4)

Kann sich besser durchsetzen

Bin von einer Frau in der U-Bahn verbal attackiert worden (ca. 10.00 Uhr), habe mich aber nicht umgedreht, wie es sonst meine Art wäre, sondern habe selber ziemlich schroff zurückgeschnauzt. War darüber selbst sehr verwundert, Reaktion auf ungerechtfertigte Kritik? (13m/4)
Ähnliche Situation wie in U-Bahn bei Kassa in der AKH-Mensa, habe mich ungerecht behandelt gefühlt, den Frust oder die Wut aber nicht geschluckt, sondern sofort ohne zu denken den beiden Luft gemacht. (13m/6)

Muss lachen, weiß nicht warum

Nach der Einnahme muss ich lachen, weiß nicht warum (12m/2)
Am Abend vor dem Rigorosum bin ich aufgeregt, doch dann muss ich herzlich über mich selbst und meine Aufregung lachen (12m/N)

Weint über Kleinigkeiten

Stehe im Stau. Eigentlich fahre ich wirklich sehr gerne Auto, doch heute bin ich den Tränen nahe und würde am liebsten mein Auto einfach mitten im Stau stehen lassen und aussteigen und zu Fuß gehen (4w/2)
Ich habe Verstopfung. Kann kaum einschlafen, da ich das Gefühl habe, ich würde platzen und bin den Tränen nahe. (4w/2)
Ungeduldig, plötzlicher Ärger baut sich auf, sehr leicht beleidigt und gekränkt (hätte über Kleinigkeiten fast zu weinen begonnen). (10w/4)

Kann sich nicht konzentrieren

Starker Drehschwindel (habe ich nie), kann mich nicht konzentrieren, Augen fallen mir zu, Besserung nach dem Mittagessen. (10w/N)

Verwirrt

Nachmittagsschläfchen, erwache um 15.00 und bin völlig desorientiert, kann die Uhr nicht lesen, glaube immer es ist 9.00 morgens und ich hätte schon seit einer Stunde in der Arbeit sein müssen, bekomme dann Panik, weil ich meine Pflicht nicht erfüllt habe, Zustand dauert ca. 2 Minuten, dann erst kapiere ich, dass ich nur eine halbe Stunde geschlafen habe und dass alles in Ordnung ist (13m/10N)
Ganz genau dieselbe Situation wie am 3.4. [K: eben angeführtes Symptom!], *sogar die Uhrzeit ist dieselbe* (13m/12N)

Neben sich stehen

Zusätzlich bin ich total benommen, verstehe manchmal nicht, was um mich vorgeht, kann Gedankengängen nicht folgen, steh völlig neben mir, als ob ein Wattebausch um mich wäre (8w/10N)

Träume

Von Tieren[14]

Ich bin im Garten bei meinen Eltern ... Da entdecke ich einen <u>Dachs</u>, groß, <u>gefährlich</u>, hässliches, listiges Gesicht, <u>schnell</u>, hellbraun, zuerst läuft er im Garten herum, dann durch die Terrassentür in den Vorraum. ... Ich kann mich nicht erinnern, schon jemals in meinem Leben von Tieren geträumt zu haben. Der Dachs ist mir völlig fremd. Gefühl im Traum: ein bisschen hektisch und ängstlich, dass mich der Dachs erwischen könnte, weil er so schnell und dauernd woanders ist. Das Tier, das ich im Traum sah, war von seinem Aussehen her eigentlich ein Marder, aber im Traum wusste ich ganz genau, dass es ein Dachs war. (1w/2)
Habe schreckliche Alpträume, von denen ich dann aufwache und wenn ich weiterschlafe auch weiterträume; träume von dunklen Gestalten, die mich verfolgen, von Katzen die sich gegenseitig umbringen und wirklich schwer verletzten und habe aber das Gefühl, die Träume sind wirklich sehr real. (4w/1)
Ich war an einem Tümpel der mehr aus Schlamm als aus Wasser bestanden hat. Darin saßen ein paar große Frösche, die friedlich dahinquakten. Komisch ist, dass ich sowohl ein Frosch war und gleichzeitig die Szene von außen beobachtete. Alles in allem war es eine sehr friedliche Stimmung. (5m/6)
Ich necke herumziehende Raben, bis diese sehr böse werden. Allmählich rüsten sich diese zum Angriff. Kurz bevor sie mich attackieren, schließe ich ein Friedensabkommen mit dem Rabenchef (gleichzeitig vertue ich dies fast, weil ich über die Situation witzle und scherze. (6m/1)
Dann gehe ich an den Rand des Balkons und schaue hinunter auf das Meer. Ich sehe im Wasser zwei große Ratten und rufe zu den anderen, wie grausig die doch sind. Sie kommen und stimmen mir zu. Auf einmal taucht aus der Tiefe des Wassers eine riesenlange, rote Anakonda auf und alle, inklusive mir, schrecken auf. Meine Mutter hüpft ins Wasser, um sich dies anzuschauen. Ich rufe zu ihr, sie soll das nicht machen, aber schon kreist die Schlange um meine Mutter und erwürgt sie. Ich schreie auf, versuche irgendwas und finde ein Gewehr. Die anderen tun nichts. Die Schlange verschwindet mit meiner Mutter in einen Tunnel, wo ich nachschieße. Durch den Schuss brennt die Schlange und der Tunnel. Rettung für meine Mutter gibt es nicht. Letztendlich habe ich noch das Bild, dass meine Mutter noch

---

[14] bei Karl-Josef Müller: Träume von weißen Ameisen, von „Großkatzen", von einem wilden Pferd.

lebt, aber für Untersuchungen in der Schlange benutzt wird. Am Tor des Einganges, wo dies stattfindet, treffe ich als Wachen 2 Freunde von mir, auch Medizinstudenten. (6m/15N)
Ein ehemaliger Freund kommt zu Besuch ins Elternhaus. Meine kleine Schwester liegt mit Gips in ihrem Zimmer. Ich bin in meinem ehemaligen Kinderzimmer. Der Freund bleibt in der Küche sitzen; meine Mutter hantiert mit Essen, meine Geschwister sind auch da; überall sind Katzen; eine Katze fällt in den Topf mit Spinat. Darauf sage ich, dass ich zu Hause nichts mehr esse. Die Katzen werden beim Fenster hinausgeschmissen. (9w/6)
Ein Junge hat einen kleinen Vogel am Finger sitzen. Ich hocke mich neben den Jungen und der Vogel pickt meine Zecke heraus. (9w/7)
Ich spiele mit dem Hund vom Chef, der normalerweise keine Menschenseele an sich heranlässt, ich lege mich auf eine Liege, dabei versucht der Hund immer zu mir hochzuspringen. Ich stupse ihn hinunter, er beißt mir in die Hand. Es fließt kein Blut, die Hand tut nur höllisch weh, sie fühlt sich an wie zerquetscht. Mein Chef sagt irgendetwas dazu. (9w/25N)

Von Biss durch ein Tier

Ich bin im Garten bei meinen Eltern ... Da entdecke ich einen <u>Dachs</u>, groß, <u>gefährlich</u>, hässliches, listiges Gesicht, <u>schnell</u>, hellbraun, zuerst läuft er im Garten herum, dann durch die Terrassentür in den Vorraum. Ich versuche, ihn zu fotografieren ... da <u>beißt</u> er mich und krallt sich dabei am Arm fest: linker Arm, Biss ins linke Handgelenk dorsal-ulnar, Biss sieht wie kleiner sauberer Schnitt aus, ½ cm lang, ganz glatt, Wund blutet fast gar nicht. Ich warne die Eltern, die fernsehen (Zeit im Bild), dass ein Dachs herinnen ist. Ich halte gebissenen Arm, ich weiß mit dem Kopf, dass es schmerzt, aber ich fühle Schmerz nicht. Papa fotografiert den Dachs. Ich frage Mama um meinen Impfpass, um zu schauen, ob ich Tetanus und noch zwei weitere Impfungen auffrischen muss. Ich glaube, eine der Impfungen auffrischen zu müssen, Mama meint nein.... Ich kann mich nicht erinnern, schon jemals in meinem Leben von Tieren geträumt zu haben. Der Dachs ist mir völlig fremd. Gefühl im Traum: ein bisschen hektisch und ängstlich, dass mich der Dachs erwischen könnte, weil er so schnell und dauernd woanders ist. Das Tier, das ich im Traum sah, war von seinem Aussehen her eigentlich ein Marder, aber im Traum wusste ich ganz genau, dass es ein Dachs war. (1w/2)
Ich spiele mit dem Hund vom Chef, der normalerweise keine Menschenseele an sich heranlässt, ich lege mich auf eine Liege, dabei versucht der Hund immer zu mir hochzuspringen. Ich stupse ihn hinunter, er beißt mir in die Hand. Es fließt kein Blut, die Hand tut nur höllisch weh, sie fühlt sich an wie zerquetscht. Mein Chef sagt irgendetwas dazu. (9w/25N)

Verfolgung, Bedrohung (durch eine gewalttätige Frau)

Habe schreckliche Alpträume, von denen ich dann aufwache und wenn ich weiterschlafe auch weiterträume; träume von dunklen Gestalten, die mich verfolgen, von Katzen die sich gegenseitig umbringen und wirklich schwer verletzten und habe aber das Gefühl, die Träume sind wirklich sehr real; das heißt, ich schlafe sehr schlecht, bin in der Früh absolut nicht ausgeruht und muss dann untertags schlafen, wo ich dann allerdings nichts träume, sondern eher wie ein Stein schlafe. (4w/1)
Habe wieder Alpträume gehabt und von dunklen Gestalten, die mich verfolgt haben, geträumt;

hatte deshalb auch wirklich große Angst einzuschlafen; bin wieder nicht ausgeschlafen aufgewacht und musste wieder untertags schlafen. (4w/3)
Schrecklich gewaltiger, grausamer Traum – aber träume auch eine Lösung und Überwindung der Angst !! Sehr detaillierter und realistischer Traum.
Bin dabei mit meiner Schulklasse auf Schikurs zu fahren, fast alle sitzen schon im Bus, ich steig noch einmal aus, sonst stehen nur noch wenige andere heraußen. Plötzlich wirft eine Frau eine Bombe in den Bus und fährt mit ihrem Auto weg. Ich sehe und merke mir die Autonummer und rufe sofort die Polizei an. Wenig später kommt die Polizei, sie sagen aber, dass sie die Frau nicht festnehmen können, weil sie dazu Spezialtrupps brauchen, die es in Österreich nicht gibt. Die meisten Polizisten fahren wieder weg, nur 2 Polizistinnen in Miniröcken bleiben da – ich habe Angst, weil ich weiß, dass diese Frau wieder kommen wird und mich niemand beschützen kann. Sie kommt auch tatsächlich wieder, ich versuche unauffällig wegzugehen, um Hilfe zu holen, rede aber mit ihr, damit sie nicht merkt, dass ich weiß wer sie ist. Sie geht mit mir mit und auf dem Weg sehe ich einige bewaffnete Männer, die gerade bei einer Hochzeit/Fest sind. Ich rede einen Älteren an und erkläre ihm, was passiert ist. Er ruft sofort einen Freund von ihm, dass er mitkommen soll. Fühle mich beschützt von den beiden, obwohl ich immer noch Angst vor der Frau habe. Ich stelle ihr den Älteren als meinen Opa vor (damit sie nicht Verdacht schöpft) und wir gehen weiter. Wir gehen weiter zu einer Art Kinderspielplatz. In der Mitte ist ein Kreis, in dem viele Leute laufen. „ Mein Opa" läuft mit der Frau auch, ich bin am Anfang dabei, bekomme dann aber Angst, weil wieder so viele Leute auf einem Haufen sind und ich glaube, dass sie gleich wieder einen Anschlag verüben wird. Das tut sie auch wirklich, sie läuft aus dem Kreis hinaus, der erste Anschlag geht daneben, sodass der Freund „meines Opas" auf sie schießen kann, sie aber nicht tödlich trifft. Der zweite Anschlag gelingt, wieder bin ich die einzige Überlebende. Rundherum ist alles verwüstet, lauter verkohlte Leichen liegen herum, die Frau geht herum und überprüft, ob auch wirklich alle tot sind, ich habe unheimliche Angst, stelle mich tot und sie entdeckt mich nicht.
... ICH WACHE AUF – schlaf wieder ein und träume weiter !! (tu ich sonst nie)
Ich wohne ganz in der Nähe von dem ersten Anschlag in einer Wohnung und habe Angst, dass sie zurückkommen könnte. Mein Bruder und seine Frau wohnen mit mir, sind kurzfristig zu mir gezogen, damit ich mich nicht so fürchte.
Einmal fahr ich mit einem Bus und bemerke, dass sie wieder im Bus sitzt. Die Frau ist aber plötzlich ein Mann, was mir aber nach einiger Zeit auffällt und ich mir denke, vorher war das doch eine Frau und sie mir daraufhin wieder als Frau vorstelle. Habe mittlerweile herausgefunden, dass sie in psychotherapeutischer Behandlung bei der Schwester einer Freundin ist und ihre Anschläge als „Schularbeiten" sieht, die sie zu erledigen hat. (von 100 vorgenommenen Massenmorden hat sie erst 40 vollstreckt!)
Ich versuche also mit der Psychotherapeutin Kontakt aufzunehmen, damit sie kommt und mit der Frau redet. Außerdem denke ich mir, dass es doch die WEGA in Österreich gibt und die sehr wohl fähig sein müsste diese Frau festzunehmen.
... Fühle mich erleichtert, habe viel weniger Angst, weil ich mich selbst von dieser Angst befreie und schützen konnte. Ich sehe einen Ausweg, bin überhaupt in dem ganzen Traum nie gelähmt vor Angst gewesen, was sonst immer der Fall war bei solchen Alpträumen !
(8w/26N)

Träume wieder von einer gewalttätigen Frau! Sie misshandelt ihren Freund, ich versuche einerseits ihn zu beschützen, auf der anderen Seite habe ich selber Angst vor ihr und muss mich schützen. Es gelingt mir aber wieder mit ihr ins Gespräch zu kommen und sie zur Vernunft zu bringen. (8w/30N)

Von Festen

Der Traum bestand aus vielen chaotischen Sequenzen, ich habe mir nur einen Teil gemerkt: In dem Wohnhaus, in dem ich wohne, ist <u>Silvesterfeier</u>. In unserer Wohnung, die aber ganz anders aussieht als in Wirklichkeit, veranstalten wir eine Silvesterparty. Auch die Anordnung der anderen Wohnungen und des Ganges ist ganz anders als in Wirklichkeit. Papa ist da, der nach Amerika flog, um dort Silvester zu erleben, und danach gleich wieder zurück flog. Mama blieb da. In Amerika findet Silvester nur eine ¾ Stunde früher statt als bei uns, wie kann sich dann alles mit den langen Flügen ausgehen? Im Sommer wird er wieder wohin fliegen. Mama macht dazu eine Bemerkung, weil sie alleine dableiben wird. Mein Bruder ist auch da und läuft bis auf ein Kondom völlig nackt herum, niemand wundert sich darüber. Eine Freundin (Canan) ist auch da, sie war auch schon zweimal in Amerika. Neue Nachbarn (2 Frauen) sind eingezogen. Aus allen Wohnungen kommen Leute und setzen sich zu ihnen in die Wohnung, Sessel sind bereitgestellt. Ich denke mir, das ist nett zum Kennen lernen. Es sind lauter Leute, die ich gar nicht kenne, nicht solche, die wirklich in unserem Haus wohnen. Die Silvesterfeier dauert bis 3 Uhr früh, das ganze Haus feiert so lange, viele Leute sind am Gang. Am nächsten Tag stehe ich um 7 Uhr auf und denke mir, dass ich noch viel länger hätte feiern sollen. (1w/11N)
Ich sitze an einem großen Tisch, wo eine Gruppe von Leuten eingeladen ist und die ein Fest feiern: es gibt Leute aus aller Welt dort, auch meine Eltern sowie mein Bruder. (6m/15N)

(Schmerzlose) Verletzung der (linken) Hand

*Ich bin im Garten bei meinen Eltern ... Da entdecke ich einen **Dachs**, groß, <u>gefährlich</u>, hässliches, listiges Gesicht, <u>schnell</u>, hellbraun, zuerst läuft er im Garten herum, dann durch die Terrassentür in den Vorraum. Ich versuche, ihn zu fotografieren ... da <u>beißt</u> er mich und krallt sich dabei am Arm fest: linker Arm, Biss ins linke Handgelenk dorsal-ulnar, Biss sieht wie kleiner sauberer Schnitt aus, ½ cm lang, ganz glatt, Wund blutet fast gar nicht ... Ich halte gebissenen Arm, ich weiß mit dem Kopf, dass es schmerzt, aber ich fühle Schmerz nicht.* (1w/2)
Meine Mutter fährt mit dem Auto und muss plötzlich fest abbremsen. Ich werde aus dem Auto geschleudert und fliege ziemlich weit: unter mir sind Weinreben mit ihren parallelen Gittern angeordnet und ich denke im Flug, wie ich wohl stürzen werde. Ich versuche, möglichst ohne Schaden anzukommen, d.h. ich stürze auf die Weinreben und bremse mit der linken Hand. Als ich ankomme, merke ich fast keine Verletzung, außer an der linken Hand eine Schnittwunde. Ich werde ins Krankenhaus gebracht, meine Mutter fährt zu langsam und zu ungeschickt; dahinter ist mein Vater, der ziemlich sauer über meine Mutter ist und das Steuer übernehmen will. (6m/19N)
Ich spiele mit dem Hund vom Chef, der normalerweise keine Menschenseele an sich heranlässt, ich

lege mich auf eine Liege, dabei versucht der Hund immer zu mir hochzuspringen. Ich stupse ihn hinunter, er beißt mir in die Hand. Es fließt kein Blut, die Hand tut nur höllisch weh, sie fühlt sich an wie zerquetscht. Mein Chef sagt irgendetwas dazu. (9w/25N)

<u>Hektisch, chaotisch</u>[15]

Gefühl im Traum: ein bisschen hektisch und ängstlich, dass mich der Dachs erwischen könnte, weil er so schnell und dauernd woanders ist. (1w/2)
Ich habe die ganze Zeit über das Gefühl, dass ich wieder in mein Zimmer "entkommen" muss, bevor mich <u>Papa</u> sieht. Ich bin innerlich hektisch, er <u>darf mich nicht sehen</u>, Mama und mein Bruder dürfen mich sehr wohl sehen und sehen mich auch, und es ist absolut normal, dass ich da in der Küche bin. Ich habe immer nur Angst, dass mich Papa sieht. Dieses hektische Gefühl steht über dem ganzen Traum. Der Traum endet, als ich gerade wieder in mein Zimmer gehen will. (1w/7N)
Der Traum bestand aus vielen chaotischen Sequenzen, ich habe mir nur einen Teil gemerkt. (1w/11N)

<u>Von Verwandten</u>

Ich bin im Garten bei meinen Eltern ... Mama hat schon schön gejätet ... Ich warne die Eltern, die fernsehen (Zeit im Bild), dass ein Dachs herinnen ist ... Papa fotografiert den Dachs. Ich frage Mama um meinen Impfpass (1w/2)
Ich wohne noch daheim bei den Eltern. Ich komme aus meinem Zimmer (im 1. Stock) hinunter in die Küche, nehme mir Milch mit Müsli aus dem Kühlschrank, Milch und Müsli befinden sich in einem weißen Heferl mit Goldrand, ich muss die Milch im Mikroherd aufwärmen, dazu muss ich sie in ein anderes Gefäß ohne Goldrand umleeren. Ich leere ein Paar Mal um, bis alles ist, wo es sein soll, weil ich mich ein paar Mal vertan habe. Zum Schluss habe ich zwei gewärmte Goldrandheferln mit Milch und Müsli. Mein Bruder und die Eltern sitzen währenddessen im Wohnzimmer. Ich habe die ganze Zeit über das Gefühl, dass ich wieder in mein Zimmer "entkommen" muss, bevor mich <u>Papa</u> sieht. Ich bin innerlich hektisch, er <u>darf mich nicht sehen</u>, Mama und mein Bruder dürfen mich sehr wohl sehen und sehen mich auch, und es ist absolut normal, dass ich da in der Küche bin. Ich habe immer nur Angst, dass mich Papa sieht. Dieses hektische Gefühl steht über dem ganzen Traum. Der Traum endet, als ich gerade wieder in mein Zimmer gehen will. (1w/7N)
Mir fällt auf, dass auch der Dachstraum bei meinen Eltern gespielt hat und ich in beiden Träumen noch in meinem Elternhaus gewohnt habe, nicht nur dort auf Besuch war. (Ich wohne seit 1 ¼ Jahren in einer eigenen Wohnung.) Die Räumlichkeiten sahen auch im Traum haargenau so aus wie in Wirklichkeit. (1w/N)
Normalerweise habe ich keine Alpträume: ich schlief und bekam Angst, ich würde die Kontrolle verlieren über meine Gedanken. Ich ging durch die finstere Wohnung und weckte meine Mutter. Durch Licht wurde die Situation besser und meine Gedanken konnten sich wieder bremsen. (6m/9)

---

[15] durch K.-J. Müllers AMP mehrfach bestätigt

Ich sitze an einem großen Tisch, wo eine Gruppe von Leuten eingeladen ist und die ein Fest feiern: es gibt Leute aus aller Welt dort, auch meine Eltern sowie mein Bruder ... Dann gehe ich an den Rand des Balkons und schaue hinunter auf das Meer. Ich sehe im Wasser zwei große Ratten und rufe zu den anderen, wie grausig die doch sind. Sie kommen und stimmen mir zu. Auf einmal taucht aus der Tiefe des Wassers eine riesenlange, rote Anakonda auf und alle, inklusive mir, schrecken auf. Meine Mutter hüpft ins Wasser, um sich dies anzuschauen. Ich rufe zu ihr, sie soll das nicht machen, aber schon kreist die Schlange um meine Mutter und erwürgt sie. Ich schreie auf, versuche irgendwas und finde ein Gewehr. Die anderen tun nichts. Die Schlange verschwindet mit meiner Mutter in einen Tunnel, wo ich nachschieße. Durch den Schuss brennt die Schlange und der Tunnel. Rettung für meine Mutter gibt es nicht. Letztendlich habe ich noch das Bild, dass meine Mutter noch lebt, aber für Untersuchungen in der Schlange benutzt wird. Am Tor des Einganges, wo dies stattfindet, treffe ich als Wachen 2 Freunde von mir (auch Medizinstudenten). (6m/15N)

Meine Mutter fährt mit dem Auto und muss plötzlich fest abbremsen. Ich werde aus dem Auto geschleudert und fliege ziemlich weit: unter mir sind Weinreben mit ihren parallelen Gittern angeordnet und ich denke im Flug, wie ich wohl stürzen werde. Ich versuche, möglichst ohne schaden anzukommen, d.h. ich stürze auf die Weinreben und bremse mit der linken Hand. Als ich ankomme, merke ich fast keine Verletzung, außer an der linken Hand eine Schnittwunde. Ich werde ins Krankenhaus gebracht, meine Mutter fährt zu langsam und zu ungeschickt; dahinter ist mein Vater, der ziemlich sauer über meine Mutter ist und das Steuer übernehmen will. (6m/19N)

Zuhause ist meine Schwester mit einem Gipsbein; sie hat ein Mittelding zwischen Liege- und Gehgips.

Ein ehemaliger Freund kommt zu Besuch ins Elternhaus. Meine kleine Schwester liegt mit Gips in ihrem Zimmer. Ich bin in meinem ehemaligen Kinderzimmer. Der Freund bleibt in der Küche sitzen; meine Mutter hantiert mit Essen, meine Geschwister sind auch da; überall sind Katzen; eine Katze fällt in den Topf mit Spinat. Darauf sage ich, dass ich zu Hause nichts mehr esse. Die Katzen werden beim Fenster hinausgeschmissen. (9w/6)

<u>Von Süßigkeiten</u>

Und das Verlangen nach Süßen ist noch immer da! Und verfolgt mich bis in den Schlaf, also träume dort von Vanillekipferln und anderen Süßigkeiten, so dass ich in der Früh aufwache und einen extremen Hunger habe und den Gedanken an Süßigkeiten den ganzen Tag mit mir herumtragen; wird dann besser, wenn ich etwas Süßes esse. (4w/3)

<u>Von (explosiven) Waffen</u>

Plötzlich wirft eine Frau eine Bombe in den Bus und fährt mit ihrem Auto weg ... Auf dem Weg sehe ich einige bewaffnete Männer, die gerade bei einer Hochzeit/Fest sind. Ich rede einen Älteren an und erkläre ihm, was passiert ist. Er ruft sofort einen Freund von ihm, dass er mitkommen soll. Fühle mich beschützt von den beiden, obwohl ich immer noch Angst vor der Frau habe ... Wir gehen weiter zu einer Art Kinderspielplatz. In der Mitte ist ein Kreis, in dem viele Leute laufen. „Mein Opa" läuft mit der Frau auch, ich bin am Anfang dabei, bekomme dann aber Angst, weil wieder so viele Leute auf einem Haufen sind und ich glaube, dass sie gleich wieder einen Anschlag verüben wird. Das tut sie auch wirklich, sie läuft aus dem Kreis hinaus, der erste Anschlag geht daneben, sodass der Freund „meines Opas" auf sie schießen kann, sie aber nicht tödlich trifft. Der zweite Anschlag gelingt, wieder bin ich die einzige Überlebende. Rundherum ist alles verwüstet, lauter verkohlte Leichen liegen herum, die Frau geht herum und überprüft, ob auch wirklich alle tot sind, ich habe unheimliche Angst, stelle mich tot und sie entdeckt mich nicht ... Habe mittlerweile herausgefunden, dass sie in psychotherapeutischer Behandlung bei der Schwester einer Freundin ist und ihre Anschläge als „Schularbeiten" sieht, die sie zu erledigen hat. (Von 100 vorgenommenen Massenmorden hat sie erst 40 vollstreckt!) (8w/26N)

Schwindel

Schwindlig, „schwummrig", benommen, - dabei todmüde

Fühle mich schwindlig, hab manchmal das Gefühl, als ob die Erde unter mir schwanken würde. Wenn ich einen Gegenstand fixiere beginnt er sich zu bewegen. Lege mich zu Mittag wieder ins Bett, erwärme mich nur langsam, bin todmüde. Wenn ich aufstehe bin ich wieder sehr schwindlig, bei abruptem Aufstehen wird mir schwarz vor den Augen. Im Laufe des Nachmittags und Abends geht es mir besser. (8w/9N)
Stehe in der Früh normal auf, am Anfang geht es mir noch gut – doch dann beginnt wieder der Schwindel. Zusätzlich bin ich total benommen, verstehe manchmal nicht, was um mich vorgeht, kann Gedankengängen nicht folgen, steh völlig neben mir, als ob ein Wattebausch um mich wäre. Lege mich zu Mittag wieder ins Bett, todmüde. (8w/10N)
Ca 11 Uhr leichter Schwindel und etwas zittrig, Gefühl von Schwäche und Bedürfnis sofort etwas essen zu müssen, damit dieses vergeht. (9w/6)
Wieder leichter Schwindel am Vormittag; etwas zittrig, nervös, unruhig als hätte ich zuviel starken Schwarztee getrunken - aufgeputscht. Beine etwas schwach.
Beim raschen Gehen mehr Schwäche, Schwindel. (9w/8)
Um 10 Uhr – nach Genuss von 1/2l grunen Tee- etwas nervös, unruhig und schwindlig und schlecht (Gefühl als ob ich brechen müsste). Nach Spaziergang um 12Uhr leichtes dumpfes Kopfweh bei den Schläfen, schwach und wieder Gefühl, als ob ich diese Schwäche mit Essen beheben könnte (Ich habe aber vorher gegessen.) (9w/16N)
Um 1/4 Uhr wieder leichte Kopfschmerzen an den Schläfen, leichter Schwindel. Dauert bis ca. 1/25 Uhr. (9w/28N)
Starker Drehschwindel (habe ich nie) (10w/N)

„Neben sich", Wattebausch um sich

Stehe in der Früh normal auf, am Anfang geht es mir noch gut – doch dann beginnt wieder der Schwindel. Zusätzlich bin ich total benommen, verstehe manchmal nicht, was um mich vorgeht, kann Gedankengängen nicht folgen, steh völlig neben mir, als ob ein Wattebausch um mich wäre. Lege mich zu Mittag wieder ins Bett, todmüde. (8w/10N)

Drehschwindel

Starker Drehschwindel (habe ich nie) (10w/N)

Schwindel beim abrupten Aufstehen, beim schnell Gehen

Wenn ich aufstehe bin ich wieder sehr schwindlig, bei abruptem Aufstehen wird mir schwarz vor den Augen. Im Laufe des Nachmittags und Abends geht es mir besser. (8w/9N)
Beim raschen Gehen mehr Schwäche, Schwindel. (9w/8)

Reduziertes Gleichgewichtsgefühl bei Yogaübungen

Bei Yogaübungen reduziertes Gleichgewichtsgefühl (11w/4)

Erde schwankt, Gegenstände bewegen sich beim Fixieren,
                                              Wand bewegt sich auf sie zu

Fühle mich schwindlig, hab manchmal das Gefühl, als ob die Erde unter mir schwanken würde.
Wenn ich einen Gegenstand fixiere beginnt er sich zu bewegen. (8w/9N)
Im Sitzen plötzlich das Gefühl, als ob sich die Wand rechts neben mir auf mich zu bewegen würde (8w/20N)

Kopfschmerzen

Am 5. Tag habe ich Kopfweh, *aber ganz anders, als ich es von mir kenne: Es tritt bereits in der Früh nach dem Aufwachen auf (aber ich bin nicht dadurch munter geworden), wird im Laufe des Vormittags etwas stärker, nach dem Mittagessen ist es weg. Die Intensität ist leicht. Die Lokalisation ist okzipital, in den Nacken und in beide Schläfen ausstrahlend, oberflächlich unter der Schädeldecke. Die Frage nach dem "Wie" kann ich nicht beantworten, es spürt sich so ähnlich an, wie wenn man nachts schlecht gelegen ist und morgens Kopf und Nacken steif sind. Besser: Sitzen, Ablenkung, Stiegen aufwärts gehen. Schlechter: Geradeaus gehen.*
(1w/5N)
Nachmittags leichte Kopfschmerzen (Stirnhöhlenbereich) (2w/1)
Ab Mittag oberflächliche Kopfschmerzen (linksseitige Neuralgie; am Vortag wurden zwei HWS-Wirbel deblockiert - Zusammenhang? (2w/7)
Kopfsymptomatik wie am Vortag, zunehmende Verlagerung auf extreme Trapeziusverspannung (2w/8)
Ab mittags etwas Spannungskopfschmerz, lässt etwa eine Stunde nach Dienstschluss wieder nach. (2w/23N)
Bin trotz des langen Schlafens sehr müde und zerschlagen, bekomme später Kopfweh (rechte Schläfe, pulsierender Schmerz, besser durch Druck und Massage im Nacken/oberen Rücken) (8w/24N)

Bis ca. 3 Uhr [K: *nachmittags*] *leichte dumpfe Kopfschmerzen an den Schläfen.* (9w/6)
Nach Spaziergang um 12 Uhr leichtes dumpfes Kopfweh bei den Schläfen (9w/16N)
Um ¼4 Uhr wieder leichte Kopfschmerzen an den Schläfen (9w/19N)
Zu Mittag leichte Kopfschmerzen an den Schläfen, Schmerzen werden an der frischen
    Luft - leichter Wind - beim Spazieren gehen etwas stärker.
    Um 3 Uhr stärkere Kopfschmerzen, beim Runterbeugen Gefühl Kopf zerspringt. Schmerzen
    bleiben bis zum Schlafengehen. (9w/21N)
Vormittag wieder leichte Kopfschmerzen, wie gestern. Verschwinden bis zu Mittag. (9w/22N)
Am späten Nachmittag stechende, aber erträgliche Kopfschmerzen im linken hinteren Bereich
    (Richtung Felsenbein) (12m/1)
Schmerzen an verschiedenen Körperstellen, kommen und gehen sehr rasch z. B. Kopfschmerz linke
    Schläfe für ca. ½ Sekunde, wie Stich oder Strom (13m/6)
Ab Mittag Kopfschmerzen: Stirn, pochend, mehr links
    Schlechter durch Bewegung, bücken verstärkt den Schmerz. Nachmittags (ca. 16h):
    drückender Kopfschmerz von den Seiten nach innen, stärker links. Abends wird der
    Kopfschmerz stärker. Am nächsten Morgen kein Kopfschmerz (ungewöhnlich: normalerweise
    ist der Kopfschmerz morgens noch da). (14w/4)
Ab mittags wieder leicht Kopfschmerzen: pochend, pulsierend, stärker rechts, abends wieder stärker,
    am nächsten Morgen weg. (14w/5)
Druck hinter den Augen, leichter frontaler Kopfschmerz, von Körperposition unabhängig. (15w/1)
Kopfschmerz kein Thema mehr (15w/2)
Kopfschmerz zu dieser Zeit [K: 17-20Uhr] *temporal beidseits. Besserung durch laufen.* (15w/15)

An den Schläfen

Bin trotz des langen Schlafens sehr müde und zerschlagen, bekomme später Kopfweh (rechte Schläfe,
pulsierender Schmerz, besser durch Druck und Massage im Nacken/oberen Rücken) (8w/24N)
Bis ca. 3 Uhr [K: *nachmittags*] *leichte dumpfe Kopfschmerzen an den Schläfen.* (9w/6)
Nach Spaziergang um 12 Uhr leichtes dumpfes Kopfweh bei den Schläfen (9w/16N)
Um ¼4 Uhr wieder leichte Kopfschmerzen an den Schläfen (9w/19N)
Zu Mittag leichte Kopfschmerzen an den Schläfen, Schmerzen werden an der frischen
    Luft-leichter Wind- beim Spazieren gehen etwas stärker.
    Um 3 Uhr stärkere Kopfschmerzen, beim Runterbeugen Gefühl Kopf zerspringt. Schmerzen
    bleiben bis zum Schlafengehen. (9w/21N)
Vormittag wieder leichte Kopfschmerzen, wie gestern. Verschwinden bis zu Mittag. (9w/22N)
Schmerzen an verschiedenen Körperstellen, kommen und gehen sehr rasch z. B. Kopfschmerz linke
    Schläfe für ca. ½ Sekunde, wie Stich oder Strom (13m/6)
Kopfschmerz zu dieser Zeit [K: 17-20 Uhr] *temporal beidseits. Besserung durch laufen.*
(15w/15)

Gesicht, Auge, Ohr

Röte des Gesichts

Nach dem Turnen knallrot im Gesicht, vor allem an den Wangen (das ist noch normal), aber diese Gesichtsröte hält stundenlang an. Beim Berühren der Wangen fühlt sich die Haut wund an, brennend, heiß, wie ein <u>Sonnenbrand</u>. (1w/14N)

Trockenheit der Lippen

Meine Lippen sind sehr trocken, leicht offen und aufgerauht. Es wird durch Einschmieren nicht besser. (8w/6N)
Lippen werden noch rauher, wundes, offenes Gefühl (8w/7N)
Lippen werden nicht besser, jetzt auch ein leichter Ausschlag um die Lippen herum, kleine Pünktchen, rötlich, aber erst aus großer Nähe sichtbar. Besonders im Bereich der Mundwinkel (8w/9N)

(Ausschlag um die) Augen

Allgemein sind meine Hautausschläge seit langer Zeit wieder sehr intensiv – besonders auf den Augenlidern sehr schmerzhaft. (8w/24N)
Unter den Augen kleiner Ausschlag (v.a. links) – kleine rote Tupfen beim Aufstehen (10w/2)
Verklebtes Gefühl um die Augen (10w/ca 30N)
Vormittags leicht geschwollene Augen (15w/11)

Ohrenstechen

In großen Zeitabständen sticht mich kurz und leicht abwechselnd einmal das linke bzw. rechte Ohr (2w/2)
Schwimmbadbesuch, gleich beim Heimgehen Ohrenstechen – abwechselnd links und rechts (habe ich sonst nie) (10w/25N)
Seither wieder über eine Woche v.a. abends Beschwerden ... zeitweise Ohrenstechen v.a. tagsüber (10w/ca.30N)
(Nach Rücksprache) antidotiert mit Sepia: 1x Q5 [K: wegen Zahnschmerzen] seither noch ab und zu kurzzeitig Ohrenschmerzen (10w/ca.40N)

Mund und Hals

Wunde Stellen am Gaumen, offen, „rauhe" Mundschleimhaut und Lippen, Aphthen

Abends Innenseite der rechten Backe kleine Fieberblase. (2w/13)
Habe seit heute eine wunde Stelle am Gaumen, knapp hinter den seitlichen Schneidezähnen; diese

Stelle brennt und ist äußerst unangenehmen beim Essen. (4w/3)
Und die wunde Stelle am Gaumen ist auch noch immer da (4w/4)
Die wunde Stelle am Gaumen ist noch immer da (4w/5)
Die wunde Stelle am Gaumen ist auch noch immer da, und juckt und tut weh (4w/6)
Die wunde Stelle am Gaumen ist noch immer da (4w/7)
Die wunde Stelle am Gaumen ist, nachdem ich die Globuli nicht mehr genommen habe, sofort wieder zugeheilt (4w/N)
Bemerke in der Früh dann Schmerzen und Offenheitsgefühl an der Mundschleimhaut (rechts innere Oberlippe), ich sehe eine kleine helle Blase (8w/4)

Hellroter Saum um die Zähne

Besuch beim Zahnarzt – hellroter Saum um die Zähne v. a. im Unterkiefer, wie aufgeschwemmt, Gingiva sonst sehr blass – Zähne aber sonst okay, keine undichten Plomben. (10w/6N)
Nur mehr abends fallweise Probleme mit den Zähnen, Saum um Zähne wird deutlich blasser (aber noch sichtbar) (10w/25N)

Trockener Mund und Hals bei unstillbarem Durst

Habe den ganzen Tag über einen wirklich extremen fast unstillbaren Durst und auch einen extrem trockenen Hals (4w/2)
Habe den ganzen Tag über wieder einen fast unstillbaren Durst und einen extrem trockenen Hals (4w/3)
Extremer Durst und trockener Hals (4w/4)
Extremer Durst und trockener Hals (4w/5)
Habe immer noch großen Durst und am Nachmittag war ich unterwegs und da hatte ich wirklich das Gefühl ich müsste verdursten, ganz extrem stark. Ich musste sofort etwas zum Trinken kaufen, denn der Hals war total ausgetrocknet. Meine Gedanken kreisten um etwas zum Trinken und ließen mich nicht mehr los bis ich etwas getrunken hatte. So muss man sich in der Wüste fühlen!! (4w/6)
Sehr trockenes Gefühl im Mund, starker Durst (mehr als sonst) (10w/1)
Sehr ausgetrocknet gefühlt (10w/2)
Wenig Harn (trotz vielem Trinken), extrem ausgetrocknet (v. a. Mund, Gefühl, als ob die Zunge anschwillt) (10w/3)
Weiterhin sehr trockenes Gefühl im Mund, dauernder Durst (10m/25N)
Beim Ausdauersport am Fahrradergometer auffallend trockener Mund. (15w/7)
Fühle mich sehr gut, wieder trockener Mund beim Sport. (15w/8)
Trotz wenig Schlaf gutes Allgemeinbefinden, eher trockener Mund. (15w/9)
Eher trockener Mund weiterhin (15w/13)

Sodbrennen

Sodbrennen nach Essen von Chilli (habe ich sonst nie) (13m/9N)

Mundgeruch

Morgens fällt mir beim Aufwachen ein besonders "giftiger" Mundgeruch auf. (1w/8-16N)

Zähne

Zahnschmerzen, als ob dort ein Fremdkörper stecken würde

Beginn der Zahnschmerzen – Gefühl als ob im Mund links unten ein Fremdkörper stecken würde (war aber nichts), später hat sich dieses unangenehme Gefühl auch auf den vorderen Oberkiefer ausgedehnt. An verschiedenen Stellen im Mund abwechselnd hatte ich ein Gefühl, als ob die Zähne locker wären v. a. beim Einschlafen, bzw. konnte ich in der Nacht nachdem ich kurz aufgewacht war nicht mehr einschlafen (10w/5)
Zahnschmerzen besser (Gefühl auf die Zähne beißen zu müssen – bessert) nur mehr die Stelle links unten bereitet Unbehagen.
 Besuch beim Zahnarzt – hellroter Saum um die Zähne v.a. im Unterkiefer, wie aufgeschwemmt, Gingiva sonst sehr blass – Zähne aber sonst okay, keine undichten Plomben. (10w/6N)
Weiterhin Zahnschmerzen, v. a. nachts, untertags faktisch schmerzfrei, abends zeitweise wieder Fremdkörpergefühl, Essen bessert. (10w/7-12N)
Nur mehr abends fallweise Probleme mit den Zähnen, Saum um Zähne wird deutlich blasser (aber noch sichtbar) (10w/25N)
Schwimmbadbesuch, am Abend wieder diese unangenehmen Zahnschmerzen v. a. wieder links unten, Gefühl als steche etwas (10w/27N)
(Nach Rücksprache) antidotiert mit Sepia: 1x Q5 – eigentlich noch am selben Tag verschwand das Zahnweh
 1x noch Zahnwehepisode (nach 1 Woche): noch einmal Sepia Q5 eingenommen. (10w/ca 40N)

Zähne fühlen sich locker an, besser durch Draufbeißen

Beginn der Zahnschmerzen ... An verschiedenen Stellen im Mund abwechselnd hatte ich ein Gefühl, als ob die Zähne locker wären v.a. beim Einschlafen, bzw. konnte ich in der Nacht nachdem ich kurz aufgewacht war nicht mehr einschlafen (10w/5)
Zahnschmerzen, Gefühl auf die Zähne beißen zu müssen – bessert (10w/6N)

Organgefühl der Zähne

Zähne werden zum Thema, kein Schmerz, eher Mundströme, oder ziehendes Gefühl, Betonung auf Oberkiefer. (15w/22N)
Eigenartiges Erinnertwerden an die Zähne, bis zu den Wurzeln. (15w/23N)
Zeitweise Spüren aller Zähne, kein Schmerz. Besonders abends. (15w/24N)

Magen

Sodbrennen

Sodbrennen nach Essen von Chilli (habe ich sonst nie) (13m/9N)

Unstillbarer Durst mit trockenem Mund und Hals

Habe den ganzen Tag über einen wirklich extremen fast unstillbaren Durst und auch einen extrem trockenen Hals (4w/2)
Habe den ganzen Tag über wieder einen fast unstillbaren Durst und einen extrem trockenen Hals (4w/3)
Extremer Durst und trockener Hals (4w/4)
Extremer Durst und trockener Hals (4w/5)
Habe immer noch großen Durst und am Nachmittag war ich unterwegs und da hatte ich wirklich das Gefühl ich müsste verdursten, ganz extrem stark. Ich musste sofort etwas zum Trinken kaufen, denn der Hals war total ausgetrocknet. Meine Gedanken kreisten um etwas zum Trinken und ließen mich nicht mehr los bis ich etwas getrunken hatte. So muss man sich in der Wüste fühlen!! (4w/6)
Sehr trockenes Gefühl im Mund, starker Durst (mehr als sonst) (10w/1)
Weiterhin sehr trockenes Gefühl im Mund, dauernder Durst (10m/25N)

Durst nach kalten Getränken

Ich stillte den Durst mit kalten Getränken, und da eher Wasser bzw. Mineralwasser. Also das Verlangen nach kalten Getränken war sicher größer als nach warmen (obwohl ich sonst eher eine Teetrinkerin bin und sehr viel Tee untertags trinke!). (4m/N)

Bauch

Meteorismus, „Knopf im Bauch"

Mein Darm rebelliert, das heißt ich habe Verstopfung und wenn ich mich am Abend zum Schlafen lege, drehen sich meine ganzen Gedanken um meinen Darm und dass ich das Gefühl habe es ist irgendwie ein Knopf drinnen. Kann kaum einschlafen, da ich das Gefühl habe, ich würde platzen und bin den Tränen nahe – lege mir dann eine Wärmeflasche auf den Bauch und es wird ein bisschen besser (4w/2)
Bin noch immer verstopft, und habe auch einen aufgeblähten Bauch (4w/3)
Geblähter Bauch und verstopft bin ich weiterhin (4w/4)
Auch bin ich weiterhin verstopft und habe einen geblähten Bauch (4w/5)
Und ich bin auch noch immer verstopft und gebläht (4w/6)
Die wunde Stelle am Gaumen ist, nachdem ich die Globuli nicht mehr genommen habe, auch sofort

wieder zugeheilt. Bin aber noch immer verstopft und gebläht. Und dieses Verlangen nach
Süßen und dieser schreckliche Durst haben sich wieder normalisiert. (4w/N)
Wieder Meteorismus (10w/3)
Geringes Bleibauchgefühl (11w/5)
Am Abend wieder "Bleibauch" und Meteorismus (11w/8)

Rektum

Übelriechende Blähungen

Ab diesem Tag starke, geruchsintensive Blähungen, dauert in den folgenden Tagen an (2w/18)
Mein Darm rebelliert, das heißt ich habe Verstopfung und wenn ich mich am Abend zum Schlafen
    lege, drehen sich meine ganzen Gedanken um meinen Darm und dass ich das Gefühl habe es
    ist irgendwie ein Knopf drinnen. Kann kaum einschlafen, da ich das Gefühl habe, ich würde
    platzen und bin den Tränen nahe – lege mir dann eine Wärmeflasche auf den Bauch und es
    wird ein bisschen besser (4w/2)
Bin noch immer verstopft, und habe auch einen aufgeblähten Bauch (4w/3)
Geblähter Bauch und verstopft bin ich weiterhin (4w/5)
Auch bin ich weiterhin verstopft und habe einen geblähten Bauch (4w/5)
Und ich bin auch noch immer verstopft und gebläht (4w/6)
Die wunde Stelle am Gaumen ist, nachdem ich die Globuli nicht mehr genommen habe, auch sofort
    wieder zugeheilt. Bin aber noch immer verstopft und gebläht. Und dieses Verlangen nach
    Süßen und dieser schreckliche Durst haben sich wieder normalisiert. (4w/N)
Starker Flatus, laut und stark übelriechend, begonnen am Nachmittag, schlimmer abends
    (13m/3)
Flatus morgens weg, nachmittags wieder aufgetreten, am schlimmsten abends (13m/4)
Flatus wie oben, schlechter nach Essen und abends, besser morgens (13m/5)
Flatus bleibt (13m/6)
Flatus abgeklungen (13m/8N)

Verstopft

Mein Darm rebelliert, das heißt ich habe Verstopfung und wenn ich mich am Abend zum Schlafen
    lege, drehen sich meine ganzen Gedanken um meinen Darm und dass ich das Gefühl habe es
    ist irgendwie ein Knopf drinnen. Kann kaum einschlafen, da ich das Gefühl habe, ich würde
    platzen und bin den Tränen nahe – lege mir dann eine Wärmeflasche auf den Bauch und es
    wird ein bisschen besser (4w/2)
Bin noch immer verstopft, und habe auch einen aufgeblähten Bauch (4w/3)
Geblähter Bauch und verstopft bin ich weiterhin (4w/5)
Auch bin ich weiterhin verstopft und habe einen geblähten Bauch (4w/5)
Und ich bin auch noch immer verstopft und gebläht (4w/6)
Die wunde Stelle am Gaumen ist, nachdem ich die Globuli nicht mehr genommen habe, auch sofort
    wieder zugeheilt. Bin aber noch immer verstopft und gebläht. Und dieses Verlangen nach

Süßen und dieser schreckliche Durst haben sich wieder normalisiert. (4w/N)

Übelriechender Stuhl

Der Stuhl hat einen gleichartigen [K.: wie der Mundgeruch] *"giftigen", scharfen Geruch.* (1w/10-14N)

Weibliches Genitale

Menses zu früh

Am Morgen Menstruation - um eine Woche zu früh! (11w/12N)

Menses zu spät

Meine Zyklen sind nie ganz pünktlich, meistens ein paar Tage zu lange, aber diesmal sind es 36 Tage (Oligomenorrhoe), was doch deutlich länger ist als normal. Außerdem bin ich mir noch aus einigen anderen Gründen sicher, dass das Mittel an dieser Verspätung schuld ist: Ich habe manchmal ein paar Tage vor der Menstruation einen Vulvapilz, der bis zum ersten oder zweiten Tag der Menstruation anhält. Diesmal tritt er auch auf, pünktlich, dauert so lange wie immer und klingt dann ab, ohne aber dass die Menstruation in der Zwischenzeit eingesetzt hätte. Ab dem 10. Tag spüre ich eine beidseitige Brustschwellung und Druckempfindlichkeit (habe ich sonst nie), die bis zum letzten Menstruationstag andauert. (1w)

Schmerzhafte Menses (Dysmenorrhoe)

Spüre als Vorbote der Menstruation ein leichtes bis mittelstarkes Ziehen im rechten Unterbauch.
Gefühl als ob sich im Unterbauch alles zusammenkrampft.
Druckempfindlich, Wärme bessert, zusammenrollen/ kauern auch.
Hatte schon lange keine solche Schmerzen mehr, v. a. nur untertags, nie in der Nacht, wenn ich im Bett liege!
Dieses Mal wache ich sogar auf in der Nacht und liege einige Zeit wach vor Schmerzen.
Schmerzen sind in der Früh ein bisschen besser (sonst war es genau umgekehrt), aber immer wieder plötzlich einsetzendes heftiges Ziehen und Krampfen im gesamten Unterbauch. Am späten Nachmittag und Abend keine Schmerzen mehr. (8w)

Brust

Mamma

Ab dem 10. Tag [K: Zyklustag] *spüre ich eine beidseitige* Brustschwellung *und Druckempfindlichkeit (habe ich sonst nie), die bis zum letzten Menstruationstag andauert.* (1w)

Extremitäten

Warmer, übelriechender Fußschweiß

Bereits am ersten Tag der Mitteleinnahme fällt mir auf beiden Füßen vermehrter **Fußschweiß** *auf. Normal trage ich im Winter daheim oft 2 Paar Socken, ein Paar dünne und ein Paar dicke handgestrickte Wollsocken (dafür keine Patschen). Am 2. Tag komme ich bereits mit einem Paar dünner Socken aus. Bis zum 4. Tag haben sich die "Schweißfüße" ganz deutlich ausgebildet. Am 4. Tag habe ich das Gefühl, überhaupt keine Socken zu brauchen, trage dann doch ein Paar dünne Socken. Normalerweise trage ich auch in der Nacht hin und wieder ein paar dünne Socken, das brauche ich jetzt überhaupt nicht mehr. Normalerweise kann ich ein paar Tage lang das selbe Paar Socken anziehen, und wasche sie nur, weil ich mir denke, jetzt trage ich sie schon länger, nicht weil sie verschwitzt sind. Jetzt wechsle ich sie jeden Tag. Die Fußsohlen sind immer etwas feucht und riechen leicht ähnlich wie Gouda-Käse. Der Schweiß ist nicht wundmachend, nicht färbend. Wenn ich wo eingeladen bin, wo ich mir die Schuhe ausziehen muss, ist es mir sehr unangenehm, ich denke mir, hoffentlich riecht man meine Füße nicht zu stark. Am 4. Tag gehe ich abends mit Halbschuhen spazieren. Es ist recht kühl, normalerweise würde ich mit ganz kalten Zehen heimkommen. Heute sind sie statt dessen verschwitzt, die Socken sind so feucht, dass ich am Fußboden die Tapser sehen kann. Die feuchten Stellen sind überall dort, wo der Schuh den Fuß bedeckt hat. Wenn ich die Füße angreife, fühlen sie sich feucht-kalt und ein bisschen wie aufgeweicht an. Auch in den nächsten Tagen schwitze ich mehr abends beim Spazierengehen als tagsüber daheim. Wenn ich gar keine Socken anhabe, schwitzen die Füße nicht. Ab dem 10. Tag lassen die Schweißfüße wieder etwas nach und werden von Tag zu Tag weniger, bis sie am 17. Tag vollständig verschwinden.* (1w/1-17N)

Schulterschmerzen[16] (links)

Deutliche Reduzierung meiner Schulterschmerzen (11w/1)
Weiter reduzierte Schulterschmerzen links (11w/2)
Schulter um 80% besser (11w/5)

---

[16] AMP K.-J. Müller : zerschlagenes Gefühl der Schultern, bei einer anderen Prüferin krampfartiger Schulterschmerz

In den nächsten Tagen bis auf eine Zunahme der Schulterschmerzen wie vor der Einnahme keine besonderen Symptome oder Auffälligkeiten ... Möchte am liebsten die Einnahme fortsetzten. (11w/18N)

Kälte

Kältegefühl, z. T. extrem - morgens beim Erwachen, - in den frühen Morgenstunden

Kälteempfindlichkeit der vergangenen Tage hält an (subklinische virale Infektion?). Verbesserung durch pikantes Essen nachmittags (Blutdruck?) (2w/1)
Kurz vor dem Aufstehen Kältegefühl trotz Decke (2w/5)
Morgens extremes Kältegefühl, ich habe noch etwa eine dreiviertel Stunde das Gefühl, dass mir die Decke abgeht, erwärme mich erst langsam. Im Nachhinein fällt mir auf, dass ich dieses morgendliche Kältegefühl bereits, weniger auffällig, in der Woche davor hatte. (2w/13)
Bettkälte in der Nacht (11w/1)
Am Abend wieder großes Kältegefühl im Bett vor dem Einschlafen (11w/2)
Kältegefühl, am Abend heißes Bad (11w/11N)
Nachmittags extrem müde und erschöpft, ins Bett gelegt, gefroren und geschlafen. (15w/1)
Noch immer zeitweises Frösteln, besonders vormittags. (15w/2)
Obwohl warm zugedeckt nachts gefroren (15w/3)
Kurzzeitiges Kältegefühl vormittags (15w/6)
Nachmittags großes Kältegefühl (15w/13)
Nachts trotz warmer Decke gefroren (15w/14)
Kommentar rückblickend: Das Kältegefühl zur Prüfzeit war für mich völlig neu und ist danach nie wieder aufgetreten. Ich wachte vor Kälte in den Morgenstunden auf, und auch gegen 16 Uhr fröstelte es mich und es gab kein Erwärmen. Nachbeobachtungssymptome gibt es keine, mir geht es sehr gut, die energetischen Aufs und Abs der Prüfungszeit sind vorbei. (15w/N)

Kältegefühl im Bett

Kurz vor dem Aufstehen Kältegefühl trotz Decke (2w/5)
Kein Kältegefühl nachts mehr (2w/6)
Bettkälte in der Nacht (11w/1)
Am Abend wieder großes Kältegefühl im Bett vor dem Einschlafen (11w/2)
Obwohl warm zugedeckt nachts gefroren (15w/3)
Nachts trotz warmer Decke gefroren (15w/14)
Ich wachte vor Kälte in den Morgenstunden auf (15w/N)

Kann sich nicht erwärmen

Ich wachte vor Kälte in den Morgenstunden auf, und auch gegen 16 Uhr fröstelte es mich und es gab kein Erwärmen. (15w/N)

Schweiß

Nachtschweiß

Kein Nachtschweiß mehr (früher – nach der Geburt des Babys im Juli 2000 öfter) (10w/2)
Geringer Nachtschweiß (11w/8)
Gestörter Schlaf, viel Nachtschweiß wieder, mein Nachthemd war ganz nass! (11w/9)
Viel Nachtschweiß besonders axillär (11w/11N)

(Traum von) Rückenschweiß

Traum: Beim Zurückgehen merke ich, dass ich am Oberkörper schwitze, was mich aber auch nicht stört (vor den anderen). (6m/18N)

Warmer, übelriechender Fußschweiß

Bereits am ersten Tag der Mitteleinnahme fällt mir auf beiden Füßen vermehrter **Fußschweiß** *auf. Normal trage ich im Winter daheim oft 2 Paar Socken, ein Paar dünne und ein Paar dicke handgestrickte Wollsocken (dafür keine Patschen). Am 2. Tag komme ich bereits mit einem Paar dünner Socken aus. Bis zum 4. Tag haben sich die "Schweißfüße" ganz deutlich ausgebildet. Am 4. Tag habe ich das Gefühl, überhaupt keine Socken zu brauchen, trage dann doch ein Paar dünne Socken. Normalerweise trage ich auch in der Nacht hin und wieder ein paar dünne Socken, das brauche ich jetzt überhaupt nicht mehr. Normalerweise kann ich ein paar Tage lang das selbe Paar Socken anziehen, und wasche sie nur, weil ich mir denke, jetzt trage ich sie schon länger, nicht weil sie verschwitzt sind. Jetzt wechsle ich sie jeden Tag. Die Fußsohlen sind immer etwas feucht und riechen leicht ähnlich wie Gouda-Käse. Der Schweiß ist nicht wundmachend, nicht färbend. Wenn ich wo eingeladen bin, wo ich mir die Schule ausziehen muss, ist es mir sehr unangenehm, ich denke mir, hoffentlich riecht man meine Füße nicht zu stark. Am 4. Tag gehe ich abends mit Halbschuhen spazieren. Es ist recht kühl, normalerweise würde ich mit ganz kalten Zehen heimkommen. Heute sind sie statt dessen verschwitzt, die Socken sind also feucht, dass ich am Fußboden die Tapser sehen kann. Die feuchten Stellen sind überall dort, wo der Schuh den Fuß bedeckt hat. Wenn ich die Füße angreife, fühlen sie sich feucht-kalt und ein bisschen wie aufgeweicht an. Auch in den nächsten Tagen schwitze ich mehr abends beim spazieren gehen als tagsüber daheim. Wenn ich gar keine Socken anhabe, schwitzen die Füße nicht. Ab dem 10. Tag lassen die Schweißfüße wieder etwas nach und werden von Tag zu Tag weniger, bis sie am 17. Tag vollständig verschwinden.* (1w/1-17N)

Allgemeinsymptome

Plötzlich auftretende (und wieder verschwindende) Beschwerden

Zu Mittag plötzlicher stechender Schmerz im rechten Oberbauch, kann mich kaum rühren, nur im ruhigen Liegen am Rücken erträglich, Bewegung (inklusive Atmen) verschlimmert, eine leichte Übelkeit kommt hinzu, gehe aufs WC – sofortige Besserung, keine Schmerzen mehr. (8w/9N)
Am Nachmittag plötzlich auftretende, stechende Schmerzen im Ellbogengelenk links. Bei bestimmten Bewegungen fängt der Schmerz an, hört dann wieder plötzlich auf – bis zum Handgelenk ausstrahlend. Später auch Schmerzen im Bereich des Steißbeines, selbe Modalität. (8w/19N)
Immer wieder plötzlich einsetzendes heftiges Ziehen und Krampfen im gesamten Unterbauch [K: während der Menses] (8w)
Dumpfer Schmerz im linken Unterarm, radial, schnell auftauchend und wieder verschwindend (13m/5)
Schmerzen an verschiedenen Körperstellen, kommen und gehen sehr rasch z. B. Kopfschmerz linke Schläfe für ca. ½ Sekunde, wie Stich oder Strom (13m/6)

(Plötzlich) die Lokalisation wechselnde Beschwerden

In großen Zeitabständen sticht mich kurz und leicht abwechselnd einmal das linke bzw. rechte Ohr (2w/2)
An verschiedenen Stellen im Mund abwechselnd hatte ich ein Gefühl, als ob die Zähne locker wären v. a. beim Einschlafen, bzw. konnte ich in der Nacht, nachdem ich kurz aufgewacht war, nicht mehr einschlafen (10w/5)
Schwimmbadbesuch, gleich beim Heimgehen Ohrenstechen – abwechselnd links und rechts (habe ich sonst nie) (10w/25N)
Dumpfer Schmerz im linken Unterarm, radial, schnell auftauchend und wieder verschwindend, Schmerz wanderte dann sehr rasch bis zum rechten Occiput und verschwand dann (ca. 16.30., Bewegung, Druck oder Wärme haben keinen Einfluß) (13m/5)
Schmerzen an verschiedenen Körperstellen, kommen und gehen sehr rasch z. B. Kopfschmerz linke Schläfe für ca. ½ Sekunde, wie Stich oder Strom (13m/6)

Seite links

Ab Mittag oberflächliche Kopfschmerzen (linksseitige Neuralgie; am Vortag wurden zwei HWS-Wirbel deblockiert - Zusammenhang? (2w/7)
Keine Auffälligkeiten, abends wieder linksseitig verspannter Trapezius (2w/15)
Unter den Augen kleiner Ausschlag (v.a. links) - kleine rote Tupfen beim Aufstehen (10w/2)
Gefühl als ob im Mund links unten ein Fremdkörper stecken würde (war aber nichts) (10w/5)
Am Nachmittag plötzlich auftretende, stechende Schmerzen im Ellbogengelenk links. Bei bestimmten Bewegungen fängt der Schmerz an, hört dann wieder plötzlich auf – bis zum

Handgelenk ausstrahlend. (8w/19N)
Am Abend wieder diese unangenehmen Zahnschmerzen v.a. wieder links unten (10w/25N)
Reduzierte Schulterschmerzen links (11w/2)
Ab Mittag Kopfschmerzen, Stirn, pochend, mehr links, schlechter durch Bewegung, bücken verstärkt den Schmerz. Nachmittags (ca. 16h) drückender Kopfschmerz von den Seiten nach innen, stärker links. Abends wird der Kopfschmerz stärker Am nächsten Morgen kein Kopfschmerz (ungewöhnlich: normalerweise ist der Kopfschmerz morgens noch da). (14w/4)

Seite rechts

<u>rechtsseitige Entzündungen:</u>
1] 5. Tag: An der rechten Großzehe wächst mir der Nagel lateral ein, Eiter bildet sich. Im eingewachsenen Bereich ist die Zehe geschwollen und gerötet und schmerzt. Ich habe so etwas schon hin und wieder, aber diesmal dauert es viel länger, bis zum 17. Tag, die Zehe ist aber nicht so lange eitrig. Ab dem 13. Tag lässt der Schmerz nach, es bildet sich eine Hornhaut. Am 17. Tag schneide ich mir den Nagel so weit wie möglich weg, ab diesem Moment ist der Schmerz vorbei und die Entzündung bildet sich ganz zurück.
2] 9. Tag: Seit heute Abend ist mein rechtes Oberlid medial, ungefähr mediales 1/3 des Oberlides, geschwollen und gerötet und tut etwas weh, am 11. Tag ist es am ärgsten, etwas leichter, wenn ich kaltes Wasser drüberrinnen lasse oder ein kaltes feuchtes Tuch drauflege. Am 12. Tag fällt mir auf, dass der Schmerz völlig verschwunden ist, nachdem ich joggen und danach duschen war (ich weiß nicht wodurch genau - kühle Luft, Bewegung, warmes Wasser?). Aber die Rötung und Schwellung besteht nach wie vor bis zum 15.Tag.
3] 9. Tag: Auf der rechten Popobacke entdecke ich einen kleinen entzündeten geröteten schmerzhaften Punkt, dauert einige Tage an.
4] 10.Tag: Am rechten Mittelfinger bildet sich eine Entzündung am Nagelwall, als hätte man Nagelwall zurückgeschoben und er wäre eingewachsen (habe ich nicht gemacht). Die Läsion ist schmerzhaft, gerötet und geschwollen bis zum 15. Tag. (1w)
Bemerke in der Früh dann Schmerzen und Offenheitsgefühl an der Mundschleimhaut (rechts innere Oberlippe), ich sehe eine kleine helle Blase (8w/4)
Wache mit Halsweh auf, rechts, habe das Gefühl, als ob es durch Einatmen durch den rechten Nasenflügel von kalter Luft kommen würde. (8w/6N)
Im Sitzen plötzlich das Gefühl, als ob sich die Wand rechts neben mir auf mich zu bewegen würde (8w/20N)
Bin trotz des langen Schlafens sehr müde und zerschlagen, bekomme später Kopfweh (rechte Schläfe, pulsierender Schmerz, besser durch Druck und Massage im Nacken/oberen Rücken) (8w/24N)
Ab mittags wieder leicht Kopfschmerzen: pochend, pulsierend, stärker rechts, abends wieder stärker, am nächsten Morgen weg. (14w/5)
Immer wieder einmal auftretende Hüftschmerzen rechts mit präarthrotischem Charakter heute merkbar. (15w/16)

Seiten abwechselnd

In großen Zeitabständen sticht mich kurz und leicht abwechselnd einmal das linke bzw. rechte Ohr (2w/1)
Schwimmbadbesuch, gleich beim Heimgehen Ohrenstechen - abwechselnd links und rechts (habe ich sonst nie) (10w/25N)

Übelriechende Absonderungen

Morgens fällt mir beim Aufwachen ein besonders "giftiger" Mundgeruch auf. (1w/8-16N)
Der Stuhl hat einen gleichartigen [K: wie der Mundgeruch] *"giftigen", scharfen Geruch.* (1w/10-14N)
Ab diesem Tag starke, geruchsintensive Blähungen, dauert in den folgenden Tagen an (2w/18)
Starker Flatus, laut und stark übelriechend, begonnen am Nachmittag, schlimmer abends (13m/3)
Flatus morgens weg, nachmittags wieder aufgetreten, am schlimmsten abends (13m/4)
Flatus wie oben, schlechter nach Essen und abends, besser morgens (13m/5)
Flatus bleibt (13m/6)
Flatus abgeklungen (13m/8N)
Bereits am ersten Tag der Mitteleinnahme fällt mir auf beiden Füßen vermehrter Fußschweiß auf ... Bis zum 4. Tag haben sich die "Schweißfüße" ganz deutlich ausgebildet ... Die Fußsohlen sind immer etwas feucht und riechen leicht ähnlich wie Gouda-Käse. Der Schweiß ist nicht wundmachend, nicht färbend. Wenn ich wo eingeladen bin, wo ich mir die Schuhe ausziehen muss, ist es mir sehr unangenehm, ich denke mir, hoffentlich riecht man meine Füße nicht zu stark. (1w/1-17N)

Verlangen nach süßen (weichen) Speisen

Stehe bei der Wurst und kann mich absolut nicht entscheiden, was ich nehmen soll, und wähle dann eine Wurstsemmel, und in dem Moment, wo ich sie in Hände halte, weiß ich eigentlich will ich das gar nicht. Esse sie dann trotzdem und merke, dass es mir absolut vor Wurst graust. Eigentlich hatte ich was Süßes viel lieber gehabt. (4w/2)
Habe auch, obwohl ich keinen Hunger habe, dauernd das Bedürfnis etwas Süßes essen zu müssen; bin glücklich und zufrieden, wenn ich einen Toast mit Marmelade essen kann, und irgendwie unzufrieden, wenn ich ein Wurstbrot oder ein Schnitzel esse. (4w/2)
Und das Verlangen nach Süßem ist noch immer da! Und verfolgt mich bis in den Schlaf, also träume dort von Vanillekipferln und anderen Süßigkeiten, so dass ich in der Früh aufwache und einen extremen Hunger habe und den Gedanken an Süßigkeiten den ganzen Tag mit mir herumtrage; wird dann besser, wenn ich etwas Süßes esse. (4w/3)
Starkes Verlangen nach Süßem und das eigentlich fast dauernd; bin aber nicht bereit außer Haus zu gehen und mir z. B. ein Eis zu kaufen, sondern quäle meinen Bruder bis aufs Blut, dass er gehen soll und bin dann ziemlich ungehalten und sauer, wenn er nicht geht; aber meine Gedanken werden durch das Verlangen nach Süßem - aber eigenartiger Weise nur nach Torten oder Tiramisu - also weichen Speisen, richtig blockiert (4w/4)

Und weiterhin ein starkes Verlangen nach Süßem (4w/5)
Nachdem ich gestern Unmengen an süßen Dingen gegessen habe, ist heute das Verlangen danach endlich nicht mehr sehr groß (4w/6)
Dieses Verlangen nach süßen Dingen hat sich jetzt endlich wieder normalisiert (4w/7)

Abneigung gegen / Unverträglichkeit von Kaffee

Zu Mittag "Bleibauch" nach Kaffee (11w/4)
Plötzliche Abneigung gegen Kaffee (15w/2)
Kaffee-Abneigung dauert an (15w/3)
Unterbauchschmerzen, Besserung abends, Abneigung gegen Kaffee (15w/4)
Bilde mir morgens grundlos ein Kaffee zu riechen (15w/11)

Verlangen nach Tee

Gusto auf Tee (11w/7)
Weiter Gusto auf Tee (bin eher Kaffeetrinkerin) (11w/8)

Verlangen nach kalten Getränken

Ich stillte den Durst mit kalten Getränken, und da eher Wasser bzw. Mineralwasser. Also das Verlangen nach kalten Getränken war sicher größer als nach warmen (obwohl ich sonst eher eine Teetrinkerin bin und sehr viel Tee untertags trinke!). (4w/N)

Energie

(Bleierne) Müdigkeit (abends)

An dem Tag sehr müde (2w/1)
Bin ziemlich müde von den letzten Tagen (2w/2)
Sehr müde, wenig leistungsfähig. (2w/10)
Bin vor allem Vormittags eher müde (Blutdruck?) (2w/11)
Bleierne Müdigkeit, Erschöpfung, besonders am späten Nachmittag bis Abend (2w/13)
Abends recht müde (2w/16)
Von der Früh weg sehr müde, bleibt den ganzen Tag so (2w/17)
Abends extrem große Müdigkeit (3m/7)
Bin am Nachmittag schlagartig sehr müde und grantig, fühl mich total kaputt, zerschlagen, hab keine Lust mehr irgendetwas zu tun, jeder und alles geht mir auf die Nerven (8w/3)
Lege mich zu Mittag wieder ins Bett, erwärme mich nur langsam, bin todmüde (8w/9N)
Lege mich zu Mittag wieder ins Bett, todmüde (8w/10N)
Bin trotz des langen Schlafens sehr müde und zerschlagen (8w/24N)
Bin sehr müde und zerschlagen (8w/34N)
Habe mich sehr müde gefühlt, „erledigt", bin früh schlafen gegangen (10w/2)

Müdigkeit am Nachmittag - 4 Stunden Schlaf (11w/1)
Am Nachmittag große Müdigkeit (11w/14N)
Nachmittags extrem müde und erschöpft, ins Bett gelegt, gefroren und geschlafen.
   Erschöpft aufgestanden. Besserung abends durch essen. (15w/1)
Sehr müde (15w/2)
Müde, aber nicht erschöpft (15W/3)
Körperlich und psychisch leistungsfähig, obwohl weiterhin müde (15w/4)
Sehr müde, wenig leistungsfähig (15w/10)
Extrem müde, besser ab mittags (15w/11)
Eher müde nachmittags (15w/14)
Vormittags unausgeschlafen, trotz Schlaf bis 10(11) Uhr (15w/N)

Müde, kann aber nicht einschlafen

Gegen Abend ungewöhnlich starke Müdigkeit. Trotzdem ist das Einschlafen schwierig - dauert ca.
   2 Std. (Einschlafstörungen kenne ich sonst seit einigen Jahren nicht mehr). (14w10N)

Extreme Erschöpfung

Erschöpfung, besonders am späten Nachmittag bis Abend (2w/13)
Bin am Nachmittag schlagartig sehr müde und grantig, fühl mich total kaputt, zerschlagen, hab
   keine Lust mehr irgendetwas zu tun, jeder und alles geht mir auf die Nerven (8w/3)
Nachmittags total erschöpft (15w/15)

Abwechselnd erschöpft und gesteigert leistungsfähig

Abwechselnd eher erschöpft und leistungsfähig (15w/N)

Abends nicht mude, kann nicht einschlafen, ist morgens trotzdem energiegeladen

Um 23 Uhr gehe ich ins Bett, bin aber eigentlich nicht müde. Ich drehe mich hin und her.
   Mehrmals die Nacht wache ich auf, bin sehr unruhig und schon um 6 Uhr bin ich mit
   Energie geladen. (6m/1)

Abends aktiver als sonst

Müde - aber viel gearbeitet, Energie am Abend wieder sehr gut (11w/6)
Während des Tages Müdigkeit, am Abend wieder mehr Energie (11w/7)
Abends wieder mehr Energie (11w/9)

Abends hellwach, Gedankenfluss

Am Abend lege ich mich schlafen, bin dann allerdings hellwach (ich habe wirklich NIE
   Einschlafschwierigkeiten). Ich liege im Bett, telefoniere dann noch mit einer Studienkollegin,

liege weiter im Bett, bin unruhig, aufgewühlt, Gedanken fließen, ohne recht zu wissen, warum. Nach Mitternacht schlafe ich ein. (12m/2)

Allgemein mehr Energie als sonst[17]

Fühle mich gut und leistungsfähig (2w/6)
Fühle mich gut, bin leistungsfähig (2w/20)
Um 23 Uhr gehe ich ins Bett, bin aber eigentlich nicht müde. Ich drehe mich hin und her. Mehrmals die Nacht wache ich auf, bin sehr unruhig und schon um 6 Uhr bin ich mit Energie geladen. (6m/1)
Insgesamt 30% bis 40% mehr Energie (11w/5)
Das energiegeladene Gefühl während der Einnahme besteht leider nicht mehr. Möchte am liebsten die Einnahme fortsetzten. (11w/N)
Insgesamt habe ich mich in dieser Zeit energiereich und sehr selbstsicher gefühlt, war dabei gut drauf und sehr produktiv. (13m/N)
Psychisch leistungsfähig (15w/4)

Leicht und voller Energie

Fühle mich weiter frei und leicht sowie voll Energie (11w/7)

---

[17] Wiederum (siehe Fußnote 5!) ist es Farokh Master, der Vitis (als letzte von drei Rubriken) unter „Wille, große Willenskraft, Anstrengung des Willens" anführt.

Arzneimittelprüfung Vitis vinifera

(Vitis vinifera cum fructibus – Rotwein aus dem Ahrtal, Deutschland) *[J. W]*

Prüfungsansatz und Rahmenbedingungen

Die Prüfsubstanz

Ich selbst habe meine Kindheit in einem Weindorf an der Ahr (eines der nördlichsten Rotweingebiete Europas) verbracht. In dieser romantischen Rotweininsel in Deutschlands Nord-Westen, die sich in die Vulkanlandschaft der Eifel (zwischen Bonn und Koblenz) eingegraben hat, hat der Wein seit jeher eine sehr große wirtschaftliche, aber auch kulturelle Bedeutung. In die steilen Weinhängen der Ahr stecken die Weinbauer während des Jahres enormen Fleiß, um sie so zu kultivieren, dass am Jahresende eine Weinlese von besonderem Wert stehen kann.

Die harte Arbeit in diesen Weinbergen steht der Leichtigkeit und den berauschenden Weinfesten - die ebenfalls seit langer Zeit zur Tradition dieser Gegend gehören - im Besonderen gegenüber.

Die größte Fläche dieser Weinregion ist mit dem Pinot Noir, dem blauen Spätburgunder bepflanzt. Diesen Wein habe ich als repräsentative Sorte für meine Studie verwendet. Für die Herstellung der Arznei wurde als Urtinktur die reife Traube, einige Blätter und Stile des blauen Spätburgunder (Standort „Recher Herrenberg", Jahrgang 1997) aus dem biologischen „Weingut Christoph Bäcker" in Mayschoß verwendet.

Die Urtinktur wurde noch am selben Tag ihrer „Lese" im Oktober 1997 weiterverarbeitet. Gemeinsam mit meiner damaligen Assistentin Ulrike Wölbert, der Kollegin und Biologin Dr. Gisela Nordhorn-Richter, sowie dem Apotheker Sven Göbel, wurde die Ausgangssubstanz in der Löwen-Apotheke in Meckenheim bis zur C3-Stufe[18] in Milchzucker verrieben und im Anschluss bis zur C 200 in Alkohol weiter potenziert.

Methodik der Studie

Die Studie begann im November 1997 und wurde in Bonn und Umgebung von Heilpraktikerkolleginnen und -Kollegen sowie Hebammen, die bereits einige Jahre meine homöopathischen Arbeitskreise besuchten, im Selbstversuch durchgeführt.

Insgesamt haben 12 Prüfer (11 Frauen und ein Mann) die Arznei eingenommen. Jedem Prüfer wurde ein Supervisor zugeteilt der diesen während der Studiendauer (ca. 6 Wochen) beobachtet und betreut hat. Weder den Prüfern, noch den Supervisoren, war die Prüfsubstanz bekannt. Erst nach einer sehr lebendigen, gemeinsamen Abschlussbesprechung und nach Abklingen aller Prüfsymptome, wurde der Arzneiname bekannt gegeben. Vor der ersten Arzneieinnahme haben die Supervisoren beim jeweiligen Probanden eine Voranamnese erhoben, um ein klares Bild von neuen und alten Symptomen und Anfälligkeiten aufzuzeichnen. Die Prüfer wurden dazu angehalten, alle körperlichen, geistigen und emotionalen Veränderungen, die sie selbst, ihr Supervisor, aber auch ihr Umfeld an ihnen beobachteten, in einem Tagebuch festzuhalten.

In den Tagebüchern wurden neue, unbekannte und außergewöhnliche Symptome besonders markiert. Nur diese fanden bei der Auswertung Berücksichtigung und sind in den nachfolgenden Prüfungstext eingeflossen.

Anhand der Teilnehmerzahl übergab der Apotheker mir eine verschlüsselte Auswahl der verschiedenen Potenzen in Globuliform, so dass auch ich nicht wusste welcher Proband welche Potenzstufe erhielt.

Geprüft wurde Vitis vinifera cum fructibus 2x in C 200, 7x in C 30 und 3x als Placebo (die Prüferin Nr.4 ist jedoch sehr kurzfristig abgesprungen, somit blieben nur 2 Placeboprüferinnen der Studie erhalten). In den vielen Arzneimittelprüfungen, die in den letzten Jahren durchgeführt wurden, hat sich deutlich gezeigt, dass Placeboprüfer ebenfalls deutliche Symptome der Prüfsubstanz entwickeln, so als ob sie die Arznei tatsächlich eingenommen hätten. Ich habe mich deshalb dazu entschlossen, die wirklich auffälligen und herausragenden Symptome der

---

[18] § 270 Samuel Hahnemann, Organon der Heilkunst, 6. Auflage

Placeboprüferinnen (*sie sind deutlich markiert*) mit einzubeziehen, um deren gleichfalls wertvolle Erfahrungen nicht untergehen zu lassen.

Die erste Arzneieinnahme fand (kollektiv) am selben Tag und zur selben Uhrzeit (11.November 7Uhr 30) statt. Sie wurde bis zum ersten Einsetzen einer Befindensänderung für maximal 2 Tage jeweils 3x täglich fortgesetzt.

Die Tagebücher

In der nachfolgenden Studie handelt es sich um die Auflistung der originalen Prüfungssymptome. Um einen besseren Zugang zu den Vitis-spezifischen „Verstimmungen der Lebenskraft" zu erhalten, habe ich den Kapiteln thematische Überschriften zugeordnet.

Zu Beginn eines Symptoms steht jeweils die Nummer des Prüfers, dann folgt die Potenzstufe und im Anschluss der Tag, sowie die Uhrzeit (wenn vorhanden), seines ersten Erscheinens. Der erste Prüfungstag trägt die Ziffer „Null." Der einzige männliche Prüfer trägt die Nummer 11.

Gemüt

<u>Abgeschnitten – Teilnahmslos – Gleichgültig – Gedämpft
Verlangsamt - Gelassen</u>

1.30.1
Gefühl wie abgeschnitten, sowohl von Menschen und Geschehnissen um mich herum als auch von meinen Gefühlen. Ich bin nicht wirklich beteiligt, nichts erreicht mich wirklich.
1.30.18
Ich fühle mich schlapp, gedämpft, teilnahmslos. Ich habe das Gefühl von „Lebens-Langeweile". Ich bin von nichts wirklich berührt, empfinde weder Freude noch Traurigkeit.
1.30.21
Ich bin teilnahmslos und gedämpft.
1.30.22
Im Verlaufe des Tages mehrfach, jeweils für eine halbe Minute andauernde Wahrnehmungsstörungen: verschwommenes Sehen; Schwindel; den Eindruck: Menschen und Dinge bewegen sich verlangsamt, einschließlich mir selbst.
1.30.22
Ich bin weiterhin gedämpft, leicht depressiv, ich fühle nichts (hält eine Woche an).
1.30.28
An diesem Tage habe ich aufgrund meines emotionalen Zustandes beschlossen, diese Prüfung zu beenden. Aus vorherigen Einnahmen homöopathischer Arzneien weiß ich, dass meine Psyche darauf stark reagiert. So hatte ich den Eindruck, dass seit Beginn der Prüfung mein Energiehaushalt stetig gesunken ist. Physische und psychische Müdigkeit nahmen beständig zu und drückten sich in der letzten Woche schließlich durch jene für mich äußerst ungewohnten Kreislauf- und Wahrnehmungsstörungen aus. Ich hatte den Eindruck, dass dieses Mittel meinen ureigenen Lebensrhythmus stark durcheinander gebracht hat. Meine energiereichste Zeit ist gewöhnlich der Abend, die mir nun durch jene frühe, oft plötzlich auftretende Müdigkeit genommen war.
Da sich jenes Symptom fast unmittelbar nach dem Beenden der Prüfung durch das Trinken von Kaffee aufhob, scheint es mir recht eindeutig auf das Mittel zurückzuführen zu sein.
10.30.1.6:40
Ich komme nur langsam in die Gänge.
10.30.3.6:40
Ich werde nur langsam munter heute Morgen.
Ich habe den Eindruck für alles furchtbar lange zu brauchen heute Morgen.
10.30.23.9:30
Ich schaue aus dem Fenster. Es hat geschneit. Alles ist ruhig im Haus. Draußen höre ich einen Unfallwagen und die Feuerwehr. Auch hier habe ich das Gefühl aus dem Weltgeschehen ausgeklinkt zu sein. Ich schlafe sogar 20 Minuten im Sitzen ein.

11.30.8
Meine Supervisorin hat angerufen. Sie klang genervt, ist mir aber auch egal.
10.30.0.14:15
Ich bin wieder total müde und lege mich zum schlafen auf das Sofa, schlafe dort bis 15 Uhr ganz fest.
Was die Kinder mir sagen tangiert mich nicht richtig, obwohl ich es wahrnehme.
6.30.50
Zu meiner Arbeitsmoral:
Wenig Pflichtgefühl, mache nur das Nötigste, faulenze gerne, fast zu viel, es stört mich aber auch nicht, dass ich all die Dinge die ich mir vorgenommen hatte, noch nicht mal richtig begonnen habe.

Stillsitzen - Nachdenken
10.30.3.11:30
Ich habe ein Verlangen mich hinzusetzen, stillzusitzen, nachzudenken.

Askese – Abscheu
11.30.13
Abneigung gegen Zigarettenrauch. Es überkommt mich häufig ein merkwürdiges Gefühl von Abscheu und gleichzeitigem Mitleid wenn ich andere rauchen sehe. Es fällt mir so richtig auf wie die Sucht die Menschen zerfrisst. Wahrscheinlich ein stärkeres Gefühl weil ich selbst in Askese gegangen bin.

Kontakt - Kommunikation – Fröhlich – Spaß – Lust
2.200.10.50
Nachbetrachtung:
Deutlich war, dass ich mich viel ruhiger und entspannter gefühlt habe und man mir das angesehen hat.
Im Vordergrund stand am meisten mehr Kommunikation, Ausgeglichenheit und Fröhlichkeit.
2.200.0.21:30
Meine Stimmung am Abend ist sehr fröhlich, ich bin entspannt und kommunikativ.
2.200.2.16:00
Ich fühle mich allgemein gut, offen und kommunikativ, ruhiger als gewöhnlich.
2.200.5.7:00
Fühle mich fit und energiegeladen, aber auch nervös.
Erledige hektisch die anstehenden Arbeiten, viel innere Unruhe.
2.200.8.13:00
Beim Tanzkurs bin ich wieder voller Energie und habe Spaß am lernen.
2.200.10.9.00
Trotz des Erkältungsgefühls habe ich viel Energie und Lust zur Arbeit.
11.30.4
Ich habe absolut keinen Bock auf meine Supervisorin, ich möchte sie am liebsten ganz raushalten und mich nur melden wenn ich Lust dazu habe.

11.30.6
Habe null Bock Kontakt aufzunehmen. Sie sind mir viel zu langweilig (Seminarteilnehmer).
3.30.4
Psychisch fühle ich mich ausgeglichen, aber ich habe keine Freude an meinem Tao-Seminar, innere Abwehrhaltung.
11.30.11
Ich bin nicht sehr kommunikativ im Kontakt mit anderen. Ich lege es nicht darauf an zu streiten. Dennoch sage ich bestimmt meine Meinung, auf eine sanfte Art und Weise.
10.30.0.12:30
Finde mich total ruhig, kann mich meinem Sohn gut widmen (Schule üben).
10.30.0.16:15
Ich nehme alles sehr leicht, eigentlich können mich die Probleme anderer gar nicht berühren.
12.30.25
Schlussbetrachtung:
In meiner Familie und meinem Berufsleben gibt es immer sehr viele Aktivitäten. Besonders in der Vorweihnachtszeit. Auf der einen Seite mag ich diese Aktivitäten, auf der anderen Seite überkommt mich dabei eine Art Überforderungsangst. Angst es nicht schaffen zu können, die Dinge nicht unter Kontrolle zu haben. Dann falle ich gewöhnlich in eine gewisse Depression, die ich aber nach Außen hin nicht zeige. All diese Abläufe sind in diesem Jahr dank der Prüfarznei ausgeblieben und alles ist sehr gut verlaufen! Ich nahm alles viel gelassener, die Dinge liefen zufrieden stellender. Ich war innerlich nicht so verklemmt und verunsichert.

<u>Klar– Konzentriert – Entscheidungsfreudig</u>

5.200.37
Ich denke öfter daran das Mittel noch einmal einzunehmen.
Es steht bei meinem Bett und ich halte es öfter in der Hand, weil ich das Gefühl habe das es mir hilft.
Ich werde entscheidungsfreudiger, ich erlebe alte emotionale Zusammenhänge noch einmal sehr klar, als ob ein Vorhang weggerissen sei. Es schmerzt, aber es rückt sehr weit weg, wie in ein anderes Leben.
2.200.10.50
Nachbetrachtung:
Deutlich war, dass ich mich viel ruhiger und entspannter gefühlt habe und man mir das angesehen hat.
Im Vordergrund stand am meisten mehr Kommunikation, Ausgeglichenheit und Fröhlichkeit.
6.30.50
Insgesamt gesehen habe ich in der Prüfungszeit viele klare Entscheidungen treffen können. Ich habe mir ein neues Auto gekauft, kann bessere Grenzen in der Familie setzen. In meinen Entscheidungen war ich so klar, dass niemand sie anzweifeln

konnte.
12.30.0.12:00
Bessere Konzentration. Ein Buch zu lesen klappt nun besser, ohne einzuschlafen.
12.30.3.11:00
Alltägliche Dinge zu tun fällt mir wesentlich leichter als vor der Prüfung. Ich fühle mich belastbar und gelassen.
10.30.15
Ich fühle mich sehr leistungsfähig.
2.200.10.18:00
Erstaunlich ist, dass ich trotz des Erkältungsgefühls volle Energie habe. Kann arbeiten und bin sehr konzentriert.

<u>Verwirrung – Konzentrationsstörung – neben mir – Fehler – Nebel – Trance – blöde im Kopf</u>

1.30.1
Meine Knie fühlen sich an als gehörten sie nicht zu meinem Körper, ein wenig als wären sie aufgepumpt; nicht schmerzhaft
1.30.21
Beim Gehen habe ich plötzlich den optischen, wie empfundenen Eindruck, dass der Boden unter mir schwankt und nachgibt, > im Sitzen.
2.200.8.13:00
Bei der Arbeit unkonzentriert und erschöpft.
Am Mittag bin ich sehr müde, auch nach dem Mittagsschlaf noch erschöpft.
2.200.9.10:00
Ich habe lange geschlafen, fühle mich aber sehr erschöpft, nicht fähig konzentriert zu arbeiten, Ich möchte am liebsten gar nichts tun und flattere (wie ein Huhn) zwischen Küche und Büro hin und her ohne viel zu schaffen.
Zum ersten Mal seit der Einnahme wieder starke Trauergefühle, eher wie eine Lähmung der Energie zu spüren.
6.30.Tag 7,8,&9!
Ich bin zu verwirrt um irgendetwas zu notieren.
6.30.11
Heute kann ich wieder sortiert denken und schreiben, die Verwirrung hat nachgelassen.
8.Plac.0.12:45
Irgendwie scheine ich heute neben mir zu stehen. Im Geschäft hatte ich das Gefühl ich gehe zwar einkaufen, bin aber gar nicht richtig da.
9.Plac.0.8:05
Gefühl wie in Watte gepackt (als hätte ich Valium genommen).
9.Plac.0.9:55
Gefühl als ob jemand anders meine Schuhe bindet.
9.Plac.4.12:20
Ich möchte meinen Bruder anrufen, wähle eine Nummer. Als das Telefon am anderen Ende klingelt, wird mir bewusst, dass ich eine falsche Nummer gewählt

habe. Ich überlege welche Nummer ich gewählt habe und mir wird klar, dass ich eine Nummer gewählt habe, die es seit zweieinhalb Jahren nicht mehr gibt.
9.Plac.29
Mir fällt auf, dass ich seit der Prüfung sehr häufig Worte verdrehe oder Anfangsbuchstaben von zwei Worten miteinander vertausche.
10.30.0.10:40
Schleppe mich müde und schlapp durch die Wohnung.
Lesen fällt schwer, fühle mich wie benebelt, fast wie in Trance.
Was fange ich denn jetzt bloß mit dem Vormittag an?
Lese Pharma-Reklame und kapiere nicht was drinnen steht.
11.30.4.
Ich fahre zu einem Seminar. Während der Fahrt erwischt mich ein Zweifel, ob es überhaupt die richtige Stadt ist zu der ich fahre? Ich suche nach der Wegbeschreibung, habe alles zu Hause gelassen.
12.30.0.10:00
Versuche ein Buch zu lesen. Ich schlafe jedoch ständig dabei ein. Einmal werde ich dabei mit einem solchen Schreck wach, dass mich ein lautes und heftiges Rucken durchzieht.
10.30.0.11:10
Ich finde mein Notizbuch nicht mehr. Ich bin doch sonst nicht so vergesslich. Ob ich es wohl verloren habe?
10.30.2.21:00
Mir fallen die Augen zu beim Lesen am Schreibtisch. Ich versteh nicht mehr was ich gerade gelesen habe.
10.30.10.17:30
Fühle mich blöde im Kopf, finde im Buch nicht das was ich suche.

Zerstreut

5.200.0
Bin ein wenig zerstreut, aber bei der Arbeit gelassen.
5.200.4
Habe eine leichte Übelkeit, zweifle an mir und bin müde und erschöpft.
Bin sehr zerstreut.

Flattern wie ein Huhn

2.200.9.10:00
Ich habe lange geschlafen, fühle mich aber sehr erschöpft, nicht fähig konzentriert zu arbeiten, Ich möchte am liebsten gar nichts tun und flattere (wie ein Huhn) zwischen Küche und Büro hin und her ohne viel zu schaffen.
Zum ersten Mal seit der Einnahme wieder starke Trauergefühle, eher wie eine Lähmung der Energie zu spüren.

Zeit(Fehler) – Termine – Jung – Alt – Schön

2.200.9.17:00
Vor und nach dem Mittagsschlaf erschöpftes Gefühl. Ich bin erschrocken, dass der Tag schon fast vorbei ist.

3.30.7
Fühle mich gestresst, alles ist etwas zuviel, zuwenig ruhige Zeit, zuviel Freizeit-Aktivität.

3.30.25
Morgens beim Autofahren bin ich schon sehr unkonzentriert. Das in den letzten Wochen immer wieder vorhandene Gefühl, durch die Tage zu hetzen, zu viele Dinge, Menschen und Termine die sich drängen, ist sehr deutlich.
Als ich um 13 Uhr nach Hause komme, sehe ich das viele Geschirr vom Vorabend was noch zu spülen ist. Um 16 Uhr kommt ein Freund zum Kaffee und um 20 Uhr die Familie zur Nikolausfeier. Während des Spülens wird mir dieser Terminplan immer unvorstellbarer, ich kann nicht glauben, dass ich tatsächlich gleich mit jemandem mich unterhalten soll, fühle mich absolut überfordert und verliere in gewisser Art den Realitätsbezug. Als der Freund dann erscheint, bin ich tatsächlich nicht in der Lage mich mit ihm zu unterhalten. Mein Denkvermögen fällt auseinander. Ich brauche lange um eine simple Frage aufzunehmen und bin nur mit dem beschäftigt was da in mir vorgeht. Es macht mir Angst. Ich will niemanden sehen. Er geht besorgt und ich sage ihm, ich hätte zuviel Trubel gehabt in letzter Zeit und dies sei wohl die Quittung dafür.
Nachdem er gegangen ist lege ich mich ins Bett, obwohl ich nicht müde bin. Aber es ist mir alles zuviel, ich brauche einen Schutzraum. Bei dem Gedanken an Besuch befällt mich sofort eine Panik, dass ich mich durchringe meinen Eltern abzusagen.
Beim Telefonat spüre ich den immensen Druck in mir wachsen, fange an zu heulen. Ich heule während des ganzen Telefonates, erklärend, mir sei einfach alles zuviel, vor allem will ich einfach niemanden sehen. Das Weinen bringt bereits Erleichterung.
Erst nach dem Telefonat liege ich im Dunkeln auf dem Bett und im Kopf kreist die Panik, das Gefühl durchzudrehen, nichts mehr aushalten zu können, alles ist zuviel, jeder Reiz, jeder Anforderung will ich fliehen und ich überlege wie ich weitermachen soll. Gleichzeitig überlegt meine rationale Seite „das ist ein Nervenzusammenbruch, was kannst du tun um abzuschalten, du musst Ruhe kriegen."
Schließlich kommt in der Panik der Gedanke, dass ich durch das Unterdrücken meines Fußpilz, statt Aushalten der Beschwerden, selbst schuld bin, wenn ich jetzt abdrehe. Und dann kommt plötzlich der Gedanke, es könnte sich ja um ein Prüfungssymptom handeln. Allein der Gedanke bricht den Panikkreislauf ab (ich hatte kurz überlegt ob ich versehentlich Cannabis oder andere Drogen genommen hätte, denn die Unmöglichkeit mich zu konzentrieren und das Gefühl mein Denkvermögen zerfällt, hatte ich einmal nach dem unwissentlichen Verzehr von 2 Stückchen „Haschkuchen"). Ich lutsche ein Fisherman`s friend *(versuchtes Antidot)* und versuche verzweifelt meine Supervisorin zu erreichen. Nach 15 Min. fühle ich mich wesentlich besser, bemerke auch, dass ich Unterleibsschmerzen habe, und bin wieder soweit bei mir das ich in die Badewanne gehen kann. Nach ca. 1,5 Stunden ist

der Anfall endgültig vorbei, ich fühle mich zwar total erschöpft, habe aber wieder das „Gefühl von Boden unter den Füßen, kann klar denken und die Panik ist weg.
Eine Krise wie heute habe ich noch nie gehabt, auch nicht in extremen Belastungssituationen und im Moment stehe ich weder beruflich noch privat unter Druck. Nach der Nacht fühle ich mich immer noch etwas verstört und kann das Erlebte nicht einordnen. Habe ich einen Knall oder ist es ein Prüfungssymptom? Bin davon verstört wie eng Normalität und Wahnsinn beisammen liegen.
Rückblickend zu den letzten Wochen habe ich das Gefühl viel häufiger gehetzt zu sein und mir zuviel aufgeladen zu haben.
5.200.17
Viele sagen, ich würde jünger aussehen. Vieles kommt im Moment nicht mehr so nah an mich heran, kann mich besser abgrenzen.
6.30.3
Der Tag war sehr stressig, ich musste viele Termine einhalten. Ich bin gereizt, habe kein Ohr für Kinder.
6.30.50
Mein Zeitgefühl ist durcheinander geraten, ich bin mit allen Vorbereitungen zu spät. Stelle stets mit Schrecken fest, dass es ja jeweils schon soweit ist.
10.30.9:20
Wir kommen zum ersten Mal so spät im Kindergarten an das wir klingeln müssen.
10.30.0.9:55
Habe das Gefühl die übliche Hausarbeit nicht mit dem sonst üblichen Elan hinzubekommen, liege aber trotzdem gut in der Zeit.
10.30.0.10:00
Ich weiß im Augenblick nichts Richtiges mit meiner Zeit anzufangen.
10.30.0.11:10
Ich sitze auf dem Sofa und schaue in den rotbunten Kirschbaum und lasse die Zeit ungenutzt passieren (tatenlos).
Fühle mich irgendwie losgelöst von der Dimension „Zeit".
10.30.2.18:00
Ich habe Schwierigkeiten mit der Zeit. Eine halbe Stunde kommt mir vor wie 10 Minuten.
10.30.2.21:00
Ich schaue immer wieder in den Kalender, weil ich merke, dass ich Schwierigkeiten mit der Zeit und Terminen habe. Ich will aber einfach nichts vergessen oder verpassen.
10.30.3.7:00
Ich bin einen Tag voraus. Meinen Sohn dränge ich aufzustehen obwohl er erst Morgen so früh Schule hat.
10.30.3.7:50
Mir kommen Gedanken philosophischer Art:
- Was macht das Ich des Menschen aus?
- Wie weit wirkt die Gewohnheit auf den Menschen?
- Wie weit kann eine Prüfarznei das normale (fast gesunde) Gleichgewicht

eines Menschen stören?
- Merken wir erst die Wirkung in dem Anderssein des Rhythmus?
- Können Menschen ohne festeren Lebensrhythmus überhaupt Arzneien prüfen?

Ich spüre eine Schwere die mich zum Dasitzen und Nachdenken bringt.

10.30.3.8:00
Ich empfinde ein inneres Abkoppeln von der Zeit.

10.30.3.13.30
Ich lese einen Artikel in der „Zeit". Mich interessiert besonders der Artikel: Fragen Sie Doktor Proust, oder auf der Suche nach der verlorenen Zeit (Roman von Marcel Proust).

10.30.4.20.15
Ich schaue mir die Abenteuer des Odysseus im Fernsehen an und sehe Parallele zur Prüfung:
- Odysseus dachte er sei 5 Tage dort gewesen, aber es waren 5 Jahre.
- Odysseus ist der erste Mensch, der seinen Intellekt einsetzt und auch danach handelt.

Er muss danach ständig wieder neu denken und handeln (dem Kyklopen das Auge ausstechen).

10.30.23.18:30
Fühle mich alt und steif.

10.30.23.19:00
Heute ist der schwärzeste Tag der Prüfung. Denke viel nach und stelle fest, dass die Themen die ich träume, meine Themen sind und nicht nur Themen der Prüfarznei. „Midlifecrisis"!!!! Ich halte zum ersten Mal Rückschau über die Prüfung, mir wird allerhand klar.

10.30.25
Schlussbetrachtung:
Ich schaue auf eine Zeit zurück, in der ich ein „Abgelöstsein" von der Zeit empfunden habe (ganz im positiven Sinne). Es gab in der Vorweihnachtszeit keinerlei typischen Weihnachtsstress für mich. Ich war in der Lage meine Zeit klar und definiert einzuteilen. Alle Hektik ging an mir vorbei. Ich habe sie wohl bei anderen wahrgenommen, lies mich aber nicht mitreißen, ich war ganz ruhig und habe ein festes Konzept für meinen Tages- und Wochenablauf entwerfen, erproben und für gut befinden können.

Ich habe ganz deutlich bemerkt, dass beim Nachlassen der Prüfsymptome wieder in „alte Bahnen" zurückfiel.

11.30.5
Ich sitze im Seminar und denke wie sehr doch die Homöopathie die Menschen verändert. Sie macht sie schön - auf individuelle Weise - und jung.

<u>Depression – Selbstzweifel – gedrückt – Sinn</u>

3.30.8
Nach einem kritischen Gespräch mit einer Wöchnerin gedrückte Stimmung,

Selbstzweifel.
3.30.9
Stimmung gedämpft, besorgt, Kleinigkeiten bringen mich aus dem Konzept.
3.30.11
Beim erwachen sehr deprimiert, alles grau, Arbeitsgedanken negativ. Zu nichts Lust, alles ist zuviel. Über Tag bessert sich die Stimmung, > in Gesellschaft. Mich pflegen und schminken und bunt anziehen bessert die Stimmung.
3.30.15
Sehr schlechte Stimmung, deprimiert bis hin zur Verzweiflung und Aggressivität. Unkonzentriert, Selbstzweifel, ohne äußeren Anlass (11 Uhr bis zum Abend).
Nach einem Wannenbad etwas bessere Stimmung.
In der Nacht nachdem ich geweckt wurde sehr ungeduldig und aggressiv.
3.30.19
Stimmung gedrückt, flaues Gefühl, > nach Spaziergang an der frischen Luft.
10.30.23
Als ich meinen Sohn frage ob ich ihm helfen kann weil er so viel zu tun hat, antwortet er mir ich solle etwas „Sinnvolles" tun. Das kränkt mich sehr.
Ich denke viel über diesen Satz nach und nehme ihn wahrscheinlich zu sehr zu Herzen.
Ich habe das Gefühl das ich immer dann aus Arbeiten (sinnvolles tun) herausgerissen werde, wenn ich gerade angefangen habe.
10.30.23
Ich bin fast depressiv, alles geht so schwer. Gefühl von Schwere (weine beim Pizzabacken vor mich in).

<u>aggressiv - reizbar</u>

3.30.15
Sehr schlechte Stimmung, deprimiert bis hin zur Verzweiflung und Aggressivität.
Unkonzentriert, Selbstzweifel, ohne äußeren Anlass (11 Uhr bis zum Abend).
Nach einem Wannenbad etwas bessere Stimmung.
In der Nacht nachdem ich geweckt wurde sehr ungeduldig und aggressiv.
9.Plac.0.10.05
Meine Auto springt nicht an (Licht angelassen). Ich bin sauer, da ich nicht gerne unseren Bus fahre. Die Thermoskanne fällt um, ist kaputt.
9.Plac.3.16:30
Bei einem Streit meiner Söhne werde ich so wütend und schreie, dass ich über mich selbst erschrocken bin.
11.30.15
Bin den Tag über häufiger und schneller gereizt als sonst.
11.30.15
Ich bin schnell gereizt weil meine Frau eine Stunde zu spät zu einer Verabredung kommt.
Ich gehe sofort in die Konfrontation und werde sofort wütend. Mein Gefühl ist, ich mich nicht auf andere verlassen, besonders wenn sie zu spät kommen.

Innere Ruhe - Ausgeglichenheit
2.200.7.7:00
Wieder erstaunlich viel Energie, Wärme und innere Ruhe.
3.30.1
Gemessen an meiner stressigen Arbeitssituation bin ich sehr ausgeglichen.

Harte Schale
6.30.6.15:00
Am Abend habe ich im Kino „7 Jahre Tibet" angeschaut, ich bin tief beeindruckt wie Peter Harrer[19] seine harte Schale verliert.

Empfindlich – Weinerlich
6.30.50
Meine Empfindlichkeit ist deutlich gesteigert. Weine sehr schnell wenn ich auf Dinge angesprochen werde, die mich belasten. Bin aber auch nicht mehr so beeindruckbar von Leiden anderer, dass ich mich ausnutzen lasse - oder selbst zurückstelle.
12.30.4.19:00
Ich lese meiner Tochter „das kleine Mädchen mit Schwefelhölzchen" vor. Beim vorlesen war ich derartig von der Traurigkeit des Märcheninhaltes überwältigt, so das ich nur stockend weiter lesen konnte.

Putzteufel
10.30.0.9:55
Es schießt mir ein Gedanke durch den Kopf. Bin ich etwa ein Putzteufel? Überall will ich es sauber haben, sehe jedes Stäubchen auf dem Boden.

Schaukelprozess
10.30.24
Mir wird klar, dass ich mich im Moment in einer Art Schaukelprozess befinde, auch sexuell, mal ganz viel und mal überhaupt kein Verlangen.

Arzneimittel greifen
5.200.66
Ich möchte immer wieder zum Mittel greifen.

---

[19] Der in diesem Film dargestellte Tibet-Forscher heißt tatsächlich Heinrich Harrer, - und sein Kollege Peter Aufschnaiter: ein Vitis-Verwechslungs- oder Verwirrungssymptom oder eine bloße Nachlässigkeit beim Aufzeichnen?

Träume

Das Traumleben der sehr zuverlässigen Prüferin Nr.10 war besonders intensiv (ihr waren bis zu dieser Prüfung die Träume der Nacht nur selten bewusst). Sie hat auch ansonsten sehr intensiv auf die Arznei reagiert. Ihre "Traumfluten" habe ich am Ende dieses Kapitels eigens thematisch aufgelistet und von den anderen Püfern getrennt.

<u>Gesicht abschneiden – Kopf abschneiden – Verstümmelung – Tod, Verstümmelung eines Kindes – umbringen – kein Gesicht</u>

2.200.10
Traum: Ich schneide meinem Mann mit einem Brotmesser das Gesicht ab, vom Haaransatz bis zum Kinn. Ich fühle mich sehr distanziert, eher wie ein Arzt der operiert. Ich fühle weder Aggression, noch Mitleid. Eher ein Gefühl von: das muss getan werden.
Ich achte sorgfältig darauf, dass ich nicht die Halsschlagader treffe. Dann würde er ja sterben.
Am Ende klappt das ganze Gesicht in meine Hand, es ist noch mit dem Hals verbunden und ich weiß nicht weiter. Keine Gefühle dabei, eher Verwunderung.
Dann wache ich auf.

12.30.12
Ich erwache mit einem kurzen Traumbild.
Es ging um Töten. Es wurde jemand mit einem Messer geköpft.

3.30.7
Traum: Ich sehe eine Kinovorschau, in der ein Flugzeug abstürzt (Titel des Films: "Mystery"); es zerbirst in der Luft, und das mittlere Stück dreht sich schnell um die eigene Achse. Nach dem Absturz sehe ich einen toten Mann halb drinnen, halb draußen liegen. Hinter ihm kriecht ein überlebender Junge hervor, der jedoch nur noch den Herz und Lungen beinhaltenden Teil des Rumpfes besitzt und einen (linken) Armstumpf bis Mitte des Oberarmes, alles andere ist abgerissen. Er blutet nicht. Er stützt sich auf dem Armstumpf ab und beginnt entsetzt seine Verstümmelungen zu bemerken. Plötzlich bin ich im Film und spüre sein Entsetzen. Danach wache ich auf.

3.30.4
Traum: Ich komme zu einem von mir als Hebamme betreuten Paar und stelle fest, dass das Kind im Mutterleib verstorben ist.
(*Es ist ein ruhiger Traum, kein Horror. Objektstufe: meiner Kollegin ist vor 2 Monaten tatsächlich so etwas passiert*).

5.200.2
Traum: Ich hatte einen schrecklichen Alptraum in der Nacht, ich sollte umgebracht werden. Ich war dabei sehr klein, ein Zittern ging durch meine Körper.

11.30.7
Traum: Ich stehe vor einer Villa, ein seltsames Bauwerk, ein alter, aber moderner Stil, viel Glas und hohe Räume, 3-4-stöckig. Es ist ein prächtiges Haus. Es gehört meiner Tante und meinem Onkel. Sie wollen es uns vererben, aber nur wenn wir

auch darin wohnen. Für mich ist klar, dass ich nur einziehen kann, wenn die beiden nicht mit uns in diesem Haus wohnen. Meine Frau und meine Tochter gehen spazieren, die Villa steht am Waldesrand. Ich stehe auf der Strasse, ein Auto fährt vorbei. Ich ahne etwas Böses. Es steigen eine Frau und ein Mann aus, sie haben kein Gesicht. Mit ihnen steigen auch Hunde aus. Es sind Schäferhunde. Es bedroht mich nur einer, der Größte. Er schnappt nach meinem rechten Arm, ich kann ihn nicht abwehren. Mein Arm verschwindet bis zur Ellenbeuge in seinem Schlund. Es passiert mir nichts. Zur gleichen Zeit eine Gruppe von Kindern, etwa 6-10 Jahre alt. Sie wollen mir etwas wegnehmen, ich weiß nicht was es sein könnte. Sie springen mich an und kämpfen mit mir. Ich muss sie abschütteln. Sie kneifen, treten und schlagen mich. Ich sehe mich genötigt sie zurückzuschlagen, weil ich mir nicht anders zu helfen weiß. Es bedrückt und quält mich.

<u>Auto – Bluttest – Mann oder Frau sein – Sauna – Freundin - Haare färben</u>
9.Plac.3
Traum: Beim Besuch einer Freundin habe ich mir die Haare schwarz gefärbt.
7.30.0.7:30
Traum: Der Traum spielt in England. Ich habe dort irgendwo mein Auto geparkt. Dann ist das Auto weg und an dem Platz befindet sich eine Baustelle. Leute wissen zwar wo das Auto ist, ich muss aber einen Bluttest machen. Laut diesem Bluttest soll ich ein Mann und keine Frau sein. Ich bekomme also kein Auto (bin verzweifelt).
9.Plac.3
Traum: Beim Besuch einer Freundin habe ich mir die Haare schwarz gefärbt.
9.Plac.8
Traum: Ich bin mit meinem Mann und meiner Freundin der Sauna. Ich möchte aber nur mit meiner Freundin in den Heißluftraum gehen. Sobald mein Mann kommt gehe ich raus.

<u>Heirat – Theater</u>
9.Plac.2
Traum: Ich heirate meinen Mann wieder. Ich stelle mir aber in der Kirche noch die Frage, ob ich ihn überhaupt heiraten soll. Freunde von uns waren schon vorne am Altar. Sie saßen sich gegenüber auf Stühlen. Wollen sie etwas aufführen? Sie mussten aber wieder aufstehen, da eine Frau von 35 Jahren getauft wurde.

<u>Schummeln – Disziplin – Zigaretten – Fahrstuhl</u>
2.200.11.
Traum: Ich sitze mit meiner Tochter am Tisch, wir haben eine Aufgabe. Es gibt eine Karte mit 6 Kästchen, dann sollen wir Mädchennamen eintragen und die Namen durch den Eintrag Vögeln zuordnen. Das komplizierte an der Aufgabe ist, wir sollen die Mädchen kennen, aber nicht gut kennen. Das ist schwierig und wir schummeln ein wenig, d.h., wir tragen auch Namen von gut bekannten Mädchen ein. Dann wache ich auf.

Ich wundere mich über das Schummeln, normalerweise würde ich das nicht in Gegenwart meiner Tochter tun.

2.200.14.
Traum: Sitze im Hotelzimmer mit Anne und einer Kollegin, wir arbeiten. Das Hotel ist riesig groß, viele Stockwerke. Wir sind ca. im 18. Stock. Ich will nach unten gehen und mir Zigaretten holen. Das wird lange dauern, die Kollegin bittet mich, ihr noch aus meinem Zimmer einige Kräuter mitzubringen.
Die Rezeption ist ganz unten, wo ist mein Zimmer?? Über weite Flure und Fahrstuhl weiter oben.
Das wird dauern.
Ich denke, dass Anne genervt sein wird, wenn ich die Arbeitsgruppe so lange unterbreche und keine Lust haben wird, weiter mit mir zu arbeiten. Ich beschließe aber doch zu gehen.
Fahre erst mit dem Fahrstuhl nach unten zur Rezeption. Auf dem Weg bin ich verwirrt und weiß nicht mehr, in welchem Stock mein Zimmer ist - wegen der Kräuter. Ich denke, ich fahre erst nach unten, dann wird es mir schon wieder klar werden.
Dann wache ich auf.

Gold

5.200.13
Träume von Gold (leider keine weitere Erinnerung an diesen Traum).

Sturz des Katers – Unfälle

5.200.65
Ich mache nach einem Traum vom Sturz meines Katers (Bauchlandung) einen Sturz aus der Haustür eines Freundes. Ich habe Schürfwunden und Blutergüsse, es tut sehr weh. Meine Geldbörse ist unter ein Auto gefallen. Ich sammle meine Sachen zusammen und liege den ganzen Abend mit meinem Kater auf dem Sofa. Mein Gedanken dazu: ich werde alt. Habe mich heute über Jungbrunnen und Suchtthemen unterhalten. Ich muss mich wieder mehr bewegen, sonst roste ich ein.

Hausbau – Nachbars Garten – Aussicht

8.Plac.2.
Traum: Wir wollen ein Haus anbauen. Wir würden dadurch allerdings die Aussicht bzw. den Garten des Nachbarn verbauen. Deshalb lassen wir es sein.

Messe lesen

12.30.25
Traum: Ich soll eine Lesung in einer Messe halten. Ich kam trotz Hetzerei ein paar Minuten zu spät. Als ich die Lesung vortragen wollte, konnte ich nur mit großer Mühe lesen. Sie war sehr undeutlich aufgeschrieben worden. Zudem war es auch noch sehr dunkel, es gab nur eine ganz sachte Beleuchtung im Raume.

Baum an einem Hang – kraftvolles Pferd

11.30.14
Traum: Ich will ein homöopathisches Seminar besuchen. Ich weis nicht wo und bei wem. Es macht mich traurig, weil ich nicht dorthin möchte. Ich stehe mit zwei Menschen auf einer grünen Wiese unter einem Baum. Dieser Baum steht an einem Hang. Es kommt ein schönes kraftvolles Pferd den Hang hinaufgaloppiert und kniet sich hinter mich. Ich setze mich davor und lehne mich mit meinem Rücken an das Pferd. Es beschützt und tröstet mich.

Traumtagebuch der Prüferin Nr. 10

Reise – Frankreich – alte Gemäuer – wildes Kind auf dem Gerüst – Absturz aus der 3. Etage auf den Boden

10.30.0.6:00
Traum: Ich schlafe nach dem Weckerklingeln noch mal ein und habe einen Alptraum: Wir sind in Frankreich, wir leben in ziemlich altertümlichen Gemäuern, für die Verpflegung sorge ich. Für die Abreise nach Hause packe ich die Reste zusammen vom Proviant. Dann gehen wir noch mal in den Ort. Plötzlich ist mein Sohn weg. Ich finde ihn wild wie er auf einem Gerüst rumturnt. Er springt von der 2. Etage und landet glücklich auf den Füßen. Es wird Zeit für die Heimreise. Wir werden zurückgehen. M. kommt auch; ich freunde mich mit einer Französin an; sie erzählt mir allerhand auf dem Rückweg zum Haus. Ich muss sie aber jetzt jäh unterbrechen weil ich St. - dieser Trotzbock – sehe, wie er wieder das Gerüst hochklettert. Ich schreie hinter ihm her, lasse die Französin stehen. Schreie weiter immer lauter, er solle nicht klettern und springen. Doch da rennt er nur umso schneller über die Bretter und stürzt von der 3. Etage mit dem Kopf nach unten vom Gerüst. Mit seinem Aufprall auf dem Boden bin ich wach. Gott sei Dank ist alles nur ein Traum!!!

Heute Morgen bin ich noch länger in Gedanken; sonst träume ich doch so etwas nie! Ich muss mich letztlich doch sehr im Bad beeilen, doch auch hier klappt es nicht wie gewohnt.

Hallenbad, See – grüner Badeanzug – Garderobenschlüssel – Kleider weg – keine Panik

10.30.1.
Traum: Wir waren zusammen schwimmen (mein Mann und ich), es war irgendwo in einem Hallenbad weiter weg, zuvor jedoch in einem See. Ich bin die ganze Zeit geschwommen, auf dem Rücken. Es war total schön. Ich trage einen grünen Badeanzug, es waren auch frühere Kollegen anwesend, aber wir sprachen nicht miteinander und hatten auch keinen sonstigen Kontakt. Als wir dann wieder heim sollten, finde ich den Garderobenschlüssel nicht. Auch der Schrank in dem ich meine Kleider geräumt habe ist leer. Es bricht aber keinerlei Panik aus, alles so nach

dem Motto: nur lange genug suchen, dann finde ich schon alles. Irgendeiner sagt, dass die Kleider im Zug mitgefahren seien und erst für die Rückfahrt wieder ankommen. Ich untersuche die Kabinen und Schränke und stelle fest, hier ist aber nichts auf Rädern. Dann werde ich zögerlich wach. Eigentlich will ich noch weitersuchen. Es braucht eine Weile bis ich dann aus dem Traum in die Wirklichkeit finde.

<u>Spanien, Urlaub – altertümliche Holzwandvertäfelung – gefräßige Fische – Trübes Wasser – Wärter – Toilettenanlage – Straßenbahn – Schiene – Holzüberbrückung</u>
10.30.2.
Traum: Wir sind in Urlaub gefahren (Spanien). Es wird viel besichtigt. Wir sind in einem großen Naturkundemuseum. Sehr altertümlich, mit vielen alten Holzwandvertäfelungen. Es gibt unter anderem, gefräßige lebendige Fische in einem Becken, die man durch eine besondere Vorrichtung füttern kann, dabei kann man ihr Gebiss sehen. Überall im Aquarium liegt Futter. Ich denke: die armen fische werden hier total überfüttert, auch das Wasser ist schon trübe und stinkt. An dieser Stelle ist Betrieb im Museum.
Es gibt eine gefährliche Situation: der Museumswärter wird von einem Besucher bedroht. Der Wärter sieht aber die Gefahr nicht, wir wollen helfen, es geht darum eine ca. ein Meter lange Stange zu verstecken. Mir ist nicht klar ob der Wärter und dieser seltsame Besucher, von dem die Gefahr ausgeht, unter einer Decke stecken.
Es gelingt mir die Stange auf einen Treppenabsatz zu werfen. Der Ausgang aus dem Museum geht durch die Toilettenanlage. Ich bin oft dort, einmal kann man die Türe nicht abschließen, macht mir aber nichts aus. Da nicht die ganze Familie besichtigte, wollen wir mit der Straßenbahn zurückfahren. Sie kommt stündlich um 7 nach voller Uhrzeit und fährt um 10 nach voll. Wir überlegen ob wir die frühe (um kurz nach 6) oder die spätere nehmen sollen. In der zeit beobachten wir wie die Straßenbahn kommt und abfährt. Es fehlt ein Stück Schiene, das mit Holz überbrückt wird.

<u>Fernseher vom Supervisor – alte Kiste</u>
10.30.2
Traum(2)
Ich bekomme von meinem Supervisor einen Fernseher geschenkt. Eine alte Kiste (möglicherweise schwarz/weiß) aber voll funktionstüchtig.

<u>Festvorbereitung – Hähnchen auftauen – unfreundlich</u>
10.30.3.
Traum: Ich muss ein Fest vorbereiten mit Essen für viele Leute. Ich gehe schon 5 Tage vorher in eine große Metzgerei und erkundige mich, wie lange Hähnchen zum Auftauen brauchen. Das Personal ist sehr unfreundlich, da viel beschäftigt. Sie wollen eigentlich verkaufen und nicht beraten. Eine Verkäuferin sagt unhöflich zu mir: „Dann müssen sie eben nachts um 3 Uhr aufstehen und auftauen, wir tun das ja auch". Ich bin ziemlich beleidigt. So nach dem Motto - man wird wohl noch Fragen

dürfen, wenn man planen muss.

<u>Möbel aussuchen – wollen aber nichts kaufen – bemerkt – sauer</u>
10.30.4.
Traum: Wir suchen Möbel aus, wir lassen uns beraten, wissen aber eigentlich schon, dass wir da gar nichts kaufen wollen, sondern woanders. Irgendwann merken die das im Möbelladen und sind sauer.

<u>Freund – Fahrradtour – häusliche Pflichten – Hüte – Umzug vom Erdgeschoß in 5. Stock – altes Klavier – Treppauf – Treppab – Jungendstil, dunkles Holz</u>
10.30.6
Traum: Ich habe einen Freund, mit dem ich die Zeit verbringen soll. Wir sollten eine Fahrradtour machen und schwimmen gehen. Ich sage, ich kann nicht, weil ich zu tun habe. Ich muss noch häuslichen Pflichten nachkommen, einkaufen, putzen und bei einem Umzug helfen. Meine Mutter hat ein Hutgeschäft, und das soll vom Erdgeschoß in den 5. Stock umgezogen werden. Stapel von Hüten müssen die Treppe hoch getragen werden, außerdem auch Teppiche, diese müssen auch noch gewaschen werden. Ich selbst wohne im elterlichen Geschäftshaus von früher im Dachgeschoß. Miene Freunde sind sauer über meine häuslichen Pflichten und wollen mir vorrechnen, dass ich zuviel Zeit angesetzt habe für das Putzen. So viel Fläche sei es gar nicht. Ich aber argumentiere mit der Wäsche und das ich vorher noch soviel aufräumen muss. Zusätzlich ist ja auch noch dieser Umzug zu tun.
Als wir zwischen dem Hüteschleppen eine Pause einlegen, etwas essen (Mittagspause), steht da ein altes Klavier und ich kann mir nicht verkneifen, ein paar Töne darauf zu spielen. Es ist fast wie eine Orgel, oben über der Tastatur noch mal wie ein Schrank aufzuklappen und dahinter sind noch mal Manuale mit Tiefen tönen.
Der Hausbesitzer kommt und sagt ich solle aufhören zu spielen, lieber beim Umzug weitermachen. Dabei ist doch Pause, ich bin etwas empört. Dann wird weitergeschleppt und treppauf, treppab gelaufen. Ich habe um herunterzukommen eine tolle Sprungtechnik entwickelt, auch beim tragen der Hüte optimieren wir. Oben angekommen schaue ich mir genau die Räumlichkeiten an.
Es sind alte, eiserne Jugendstilfenster mit Klappläden aus dunklem Holz, auch sonst viel dunkles Holz. Der Raum ist dreieckig, wie sollen da alle Hüte hineinpassen. Außerdem finde ich es ungünstig. Dass ein Hutladen in einem Wohnhaus soweit oben ist. Wie soll da die Kundschaft (ältere Damen) ohne Aufzug Raufkommen. Plötzlich kommen mir Bedenken, ob beim Hütestapeln nicht einige verknicken.

<u>Existenzgründung – Theaterplatz</u>
10.30.6
Traum: Ich wollte an einem Existenzgründungsseminar teilnehmen. Ich habe schon Post bekommen, auch viele Formulare, die man zwecks Beratung und Auswertung schon mal dahinschicken kann. Einige Zeit danach (ich bin nicht dazu gekommen

diese Bögen auszufüllen und abzuschicken) höre ich, dass dieses Seminar sehr gut besucht war (600 Teilnehmer). Ich bin traurig, dass ich nicht mal dazu gekommen bin, diese Formulare auszufüllen und dorthin zu schicken. Dann kommt ein plötzlicher Szenenwechsel und ich gehe in meiner Heimatstadt über den Theaterplatz.

<u>Busfahrt – Bauer – Wäscheleine – Leinen zu den Bäumen – aufgeweichte Bergwiese – Berghang – Räder abmontiert – Wurzeln, Baumstumpf – Hang hinunter</u>
10.30.7
Traum: Ich fahre mit unserem Bus zu unserem Bauer; dort kaufe ich immer Obst und Gemüse und außerdem kann man sich mit der Bauersfrau über viele Themen, auch Haushalt und ähnliches unterhalten. Heute unterhalten wir uns über Wäsche. Sie erzählt mir, dass sie die Hosen ihrer fünf Kinder heute alle schon auf der Leine hängen hat (4 oder 5 Waschmaschinentrommeln voll). Da ich wohl länger da bleiben will, hänge ich meine Wäsche auch auf, vom Bus weg auf Leinen zu den Bäumen (so ähnlich wie beim Camping).
Szenenwechsel: unser Bus steht auf einer ziemlich aufgeweichten Wiese am Berghang. Diese Wiese gehört wohl auch dem oben genannten Bauern. Der Weg zu dieser Wiese ist ziemlich ausgefahren. Dort wo unser Bus steht, ist mit dicken Steinbrocken ganz grob eine Ebene aufgeschichtet, damit der Bus gerade stehen kann. Als wir wegfahren wollen, sehen wir, dass unsere Vorderräder abmontiert sind und an der Radaufhängung etwas verdreht ist. Mein Mann tritt in Aktion und bekommt vom Bauernsohn geholfen. Mir kommen Bedenken, ob wir diesen Berghang überhaupt heil mit unserem Bus wieder hinunter kommen. Zwischenzeitlich beginnt ein Schneeregen, und wir Frauen müssen die Wäsche abnehmen, damit sie nicht wieder nass wird. Wir schaffen das auch. Auf dem Weg abwärts sind Wurzeln und ein dicker Baumstumpf mitten drauf. Da kann man nur mit einem Jeep fahren. Es fahren aber verschiedene kleine PKW den Hang hinunter und an dieser Stelle fahren sie einfach neben dem Weg. Ich habe nur wegen der Breite unseres Busses bedenken, aber mein Mann meint das klappt schon.

<u>Tag der offenen Tür – Freundin bemalen – Pferd auf nackten Körper</u>
10.30.8
Traum: Wir sitzen in einem Hörsaal. Verschiedene Fächer werden vorgestellt, so ähnlich wie an einem Tag der offenen Tür, von allen Lehrern etwas, ich bin sehr eifrig. Dann kommt Zeichnen dran. Plötzlich bemale ich eine Freundin. Sie will ein großes A und ein Pferd auf den nackten Körper gemalt haben. Sie hat sichtlich Spaß daran, ihr Mann springt zwischendurch mal an der Tür herum um zu sehen, wie weit ich bin.

<u>Ordnung – Saubermachen – Wohngemeinschaft</u>
10.30.8
Traumfetzen: Im Hause meiner Oma. Es geht um Ordnung machen. Staubsaugen unter Matratzen. Ich schlafe auf einem alten Klappsofa meiner Oma im

Wohnzimmer. Es ist schrecklich unordentlich. Eine Gesellschaft wie in einer Wohngemeinschaft.

Fahrt – Rutschen in Kellerloch
10.30.9
Traum: Wir fahren zu dritt zum Arbeitskreis. Als wir nach Hause fahren wollen, rutschen wir in ein Kellerloch. Die Karosserie zerbricht unter dem Wagen. Ich mache den Vorschlag, es notdürftig zu kleben. Es kommen Zweifel, ob das wohl hält.

Erstkommunion – Sommerfest – Bier beim Frisör
10.30.10
Traum: In meinem Ort wird Erstkommunion gefeiert. Wir gehen durch den Ort spazieren; komisch das es überall wie ein Sommerfest mit Biergarten gefeiert wird. Wir trinken beim Frisör ein Bier obwohl wir mit dem ganzen Kommunionsrummel eigentlich nichts zu tun haben.

Busfahrt - Bahnschranke – Überholt
10.30.10
Traum: Wir befinden uns auf der Rückfahrt von irgendwoher: mit unserem Bus biegen wir von der Bachstraße nach links ab um über die Bahnschranke zu fahren. Die ist aber zu und wir müssen warten. Wir stellen das Auto vorschriftsmäßig ab und warten. Doch plötzlich werden wir von hinten von Lastwagen und PKW's überholt. Sie biegen links vor der Schranke ab und fahren längs über die Bahnschienen. Es werden immer mehr Wagen die das machen. Ich bekomme Bedenken, wenn jetzt die Bahn kommt!! Was machen die da nur und warum machen sie das!!??

Familienurlaub - ansteigende Förderbänder - Schuhe zusammenbinden - Kraft für den Antrieb – Last über der Schulter, wie beim Tauziehen - Drehtüren – Dreimeterbrett, da runter nichts für mich
10.30.12
Traum: Wir machen Familienurlaub, es sind auch Freunde mit Kindern dabei. Es geht mit den Fahrrädern zu einem Bauernhof. Dort gibt es Schlafen im Heu. Jeder musste einen Schlafsack mitbringen. Es gibt auch ein integriertes Schwimmbad. Die Schuhe und die Schlafsäcke mussten auf eine Art Förderband gelegt werden. Die Schuhe werden dann am Ende durch eine Art Automatismus jeweils paarweise zusammengebunden, die Schlafsäcke gefaltet oder eingerollt. Ich interessiere mich für den Automatismus und erfahre, dass man dafür unheimlich viel Kraft braucht für den Antrieb, damit der genügende Schwung vorhanden ist. Die Förderbänder (mindestens vier) liegen in einer viereckigen, großen Grube und steigen zum Ende hin an. Ich darf einem Mann helfen ein Band anzutreiben. Wir müssen mit Leibeskräften an einer Eisenkette ziehen. Er hat diese über der Schulter, geht vorwärts und ich ergreife das Ende, das vor ihm zu Boden hängt. Es ist ähnlich wie

beim Tauziehen. Ich ziehe mit aller Gewalt, rückwärts gehend. Ich lege mich mächtig ins Zeug. Aber der Schwung reicht nicht. Der Schlafsack fällt am Ende des Förderbandes wieder ungefaltet zurück. Ich verstehe das nicht, sonst macht er das alleine, wie kann das gehen? Das merkwürdige an dieser Ferienunterkunft sind die Drehtüren (ähnlich derer im Kölner Dom, nur außen herum aus Glas). Wir müssen ständig durch Drehtüren gehen. Der Eingang zum Hauptgebäude, aber auch das Schwimmbad haben solche Türen. Auch mit den Fahrrädern müssen wir da hindurch. Ich habe immer etwas Angst, wenn wir durch diese Drehtüren gehen müssen. Von oben gesehen erinnern sie mich an ein Rad von meinem Fahrrad, die Fächerbegrenzungen sind wie Speichen. Am Ende des Urlaubs, als wir dann wieder nach Hause fahren wollen, müssen wir die Kinder, denen es dort sehr gut gefallen hat, und auch die Fahrräder einsammeln und wieder durch diese Drehtüren bringen. Bei dieser Aktion komme ich im Treppenhaus an dem Fenster oder Ausgang vorbei, wo das Dreimeterbrett ins Schwimmbecken abgeht. Ich schaue heraus und stelle fest, da herunter zu springen ist nichts für mich. Als wir dann nur noch die Räder durch die Drehtür bringen müssen, hat diese sich plötzlich verändert. Sie ist breiter geworden, und zur Randbegrenzung hat sie Luft, mindestens 20 cm oder gar noch einen halben Meter. Außerdem ist daneben ein Gang nach Draußen, rund gewölbt, alles in Glas und noch eine kleine Drehtüre. Wir warten noch auf irgendwen und irgendetwas. Die Drehtüre wird von Jugendlichen ganz schnell und wild gedreht. Ich brauche aber zum Glück keine Angst mehr zu haben, dass eines der Kinder sich verklemmt, denn die Türe hat ja Luft genug. Trotzdem finde ich sie gefährlich.

<u>Busfahrt – alles gemeistert – Wohlwollen</u>
10.30.13
Traum: Ich war wieder mal unterwegs, Urlaub, Entdeckungsreise. Fremdes Land erkundet, mit Linienbus gefahren, Gefahren gemeistert. Wir wurden überall mit Wohlwollen aufgenommen.

<u>Frontalunterricht – Husten – Chaos – Musik wird erklärt – es dürfen Fehler gemacht werden – Rauschgoldengel – Asiaten in langen Kutten – Geisteswissenschaftler - Naturwissenschaftler</u>
10.30.14.
Traum: Ich bin am studieren. Wir sitzen in der Klasse und es gibt Frontalunterricht, ich glaube Mathematik. Plötzlich muss ich Husten. Ich will mir aus dem Ranzen ein Hustenbonbon nehmen. In meiner Tasche ist aber totales Chaos. Viele Stifte, auch Bonbons, alles fällt aus der Tasche was den Unterricht ziemlich stört. Hinter mir plätschert es in den Bankreihen, als ob jemand pinkeln würde. Dann ist Pause. Ich schlendere mit den anderen durch die Uni und schaue in offene Hörsäle. In einen gehe ich hinein, dort wird Musik erklärt. Auf einer Art Orgel wird sie immer stückweise gespielt und dann erklärt. Ein ganz anderer Unterrichtsstil. Es geht rein und raus in dem Hörsaal. Mir gefällt diese Art des Unterrichtes. In einer anderen Reihe entdecke ich eine frühere Klassenkameradin der Schule. Ich möchte sie hinterher treffen und ansprechen. Am Ende der Vorlesung dürfen Freiwillige auf der

Orgel spielen, auch Ausschnitte der erklärten Musik. Es darf probiert werden, es dürfen auch Fehler gemacht werden. Eine Studentin findet das grauenhaft und verwandelt sich in einen Rauschgoldengel der an der Wand hängt. Die Dozentin wird gelobt für ihren Unterricht und erhält hinterher viele Blumen. Sie packt diese ziemlich pietätlos in einen großen Kochtopf. Dann gehen alle hinaus. Ich schlendere wieder durch die Uni und warte auf die frühere Klassenkameradin. Doch diese ist nicht mehr zu sehen. Plötzlich befinde ich mich in einer schlossähnlichen Wohnung. Alles ist voller alter Möbel, scheinbar unbewohnt. Ich schaue mir alles an. Als ich hinaus will finde ich den Ausgang nicht. Endlich finde ich den Mut und frage ein paar Leute die ich noch in einem der vielen Räume treffe. Es sind junge Leute die auf dem Boden sitzen. Nun finde ich sofort hinaus. Draußen auf den Gängen ist es wie auf einer großen Burg, Kanonenrohre im Hof. Ich wollte schon immer mal dort hinein, aber diese Burg war immer für die Öffentlichkeit gesperrt. Ich schaue mir alles genau. Im Hof die vielen Kanonen. Nun gehe ich ganz hinaus und bin wieder im Unigetümmel. Auf dem Flur sitzen Asiaten in langen Kutten. Ich habe auch plötzlich so ein langes Ding an und kann gar nicht richtig gehen, komme nicht vom Fleck. Ich denke das sind hier wohl die Geisteswissenschaftler, das wäre bei den Naturwissenschaftlern nicht möglich.

<u>Laufe mit Leichtigkeit – beleibter Mann – Baden im Waldsee – um ein Kind kümmern – Stolz auf mich</u>

10.30.18
Traum: Ich mache Urlaub. Irgendwann jogge ich übers Feld. Ein älterer beleibter Mann gesellt sich zu mir. Ich freue mich, dass ich mit Leichtigkeit laufe, ein tolles Körpergefühl. Es ist wohl draußen ziemlich kalt, wir wollen danach in einem Waldsee baden. Wir werden dann auch ganz nass (Kleider) und sollten uns umziehen, um uns nicht zu erkälten. Da muss ich mich plötzlich um eines meiner kleinen Kinder kümmern, das geht vor. Ich schlottere am ganzen Körper mit meinen nassen Kleidern. Die Prozedur dauert ziemlich lange, und ich merke, wie mir immer wärmer wird. Die Kleider sind mir am Leib getrocknet.
Ein schönes Gefühl. Ich bin irgendwie stolz auf mich, dass ich das alles aushalte.

<u>Ein Junge hat Aids</u>

10.30.18
Traumfetzen
Es geht um eine Gruppe (Kindergarten) und einer der Jungen hat Aids. Wie gehen wir damit um ist hier die Frage.

<u>Paris – alles inklusive – Auto weg – Freundliche Menschen – Fahrkartenkontrolle – Treppen mit doppelt so hohen Stufen wie sonst üblich – Chaos – Sohn tragen</u>

10.30.20
Traum: Ich befinde mich in Paris (mit Ehemann, einem Kind und einer Gruppe Freunde). Wir haben eine Reise gebucht mit Hotel, U-Bahn, Tickets,......alles komplett und auch Zeit zur eigenen Verfügung. Wir haben ein knallgelbes eigenes

Auto. Wir fahren quer durch Paris, finden einen Parkplatz und besichtigen einiges. Mein Mann will dann zurück ins Hotel, ich aber noch mehr besichtigen. Wir trennen uns. Mein Sohn bleibt bei mir. Wir sehen uns noch viel an, bis wir müde sind. Wir finden noch gerade so zurück zum Autoparkplatz. Es ist aber weg, wahrscheinlich hat mein Mann es zum Hotel zurückgefahren. Wir nehmen die U-Bahn, dort gibt es freundliche Menschen die uns helfen alles zu finden und mit den Tickets klarzukommen. In der Bahn werden wir dann kontrolliert. Meine Fahrkarte ist weg, ich durchsuche alle Mantel- Hosentaschen und auch die Handtasche. Das Ticket (hellgelb) bleibt aber weg. Der Kontrolleur geht wieder. Ein zweiter Kontrolleur kommt, ich bin völlig am Ende, aber ich brauche nur 20 Centimes zu zahlen da wir gerade über die Grenze fahren, bis wohin das gelbe Ticket gegolten hätte. Dann kann ich ein neues Ticket vom Kontrolleur stempeln lassen. Ich hatte ja noch neue in der Tasche. Man ist erstaunlich freundlich zu mir. Als wir diagonal von unten rechts auf dem Stadtplan nach oben links zu unserer Unterkunft gefahren sind, erfahren wir, dass mein Mann und ein Kollege, der sich gut in Paris auskennt, den Wagen zurückgefahren haben. Ich sehe Häuser, die haben Treppen mit doppelt so hohen Stufen wie sonst üblich. Ich muss meinen Sohn tragen, meine Taschen, finde alles ziemlich chaotisch, auch in meiner Handtasche ist alles durcheinander. Aber die Franzosen sind freundlich (ich erwache mit dem Gefühl der Traum noch nicht zu Ende, möchte weiterträumen).

Arbeitstreffen – Schwester kurz besuchen – Hochzeitskleid – Unzuverlässigkeit – stehe daneben
10.30.22

Traum: Wir wollen zu einem Arbeitstreffen fahren und auf halber Strecke noch jemanden treffen wollen, um mit dessen Auto weiterzufahren. An eben dieser Stelle kann ich aber auch noch meine Schwester besuchen, ich will nur ganz kurz zu ihr hinein, aber dann kommen wir ins Plaudern. Wir werden müde und legen uns schlafen (so richtig mit Nachthemd liegen wir im Ehebett, meine Schwester, ihr Mann und ich). Nach einiger Zeit steht meine Schwester auf und kommt auf die Idee, ihr Hochzeitskleid noch mal auszuprobieren. Sie stellt fest, dass sie in den letzten Jahren zugenommen hat und abspecken will. Mir fällt ein, dass ich ja eigentlich zum Arbeitskreis wollte. Ich ziehe mich an, alles wird hektisch. Ich will meine Hose über das Nachthemd anziehen, aber alles knubbelt. Was ist eigentlich los, ich bin doch sonst nicht so unzuverlässig. Ob die da draußen überhaupt noch warten? Außerdem stört mein Ankleiden die Kinder meiner Schwester, die jetzt eigentlich schlafen wollen.
Ich habe bei allen Ereignissen das Gefühl: mit mir hat das alles nix zu tun! Ich stehe daneben!

Verreibung und Arzneiprüfung – Kinderarzt, kranker Sohn – herzlos – Sieg von Herz über Verstand
10.23.24

Traum: Ich träume von einem Arbeitskreis, dort sind Heilpraktiker und ein

Kinderarzt. Es geht um Verreibungen und Arzneiprüfungen. Ich melde mich auch zu Wort und habe etwas zu sagen, zu erklären. Ich merke dann auch wie es von den anderen wohlwollend und anerkennend aufgenommen wird, sogar von dem Kinderarzt. Im weiteren Verlauf wollen wir noch einen fall repertorisieren. Es ist eine Liveanamnese und zwar das Söhnchen des Arztes. Es ist sehr krank, er macht vor unseren Augen die körperliche Untersuchung. Ich finde er macht das sehr herzlos, gar nicht wie bei dem eigenen Sohn. Der Kleine ist sehr krank, Schleim und Eiter dringt aus seinen Ohren, er hat einen roten Kopf, im Hals und Mund hat er weiße Beläge. Als er fertig ist wollen wir repertorisieren. Ich will auch schon anfangen und auf das wichtigste hinwiesen. Doch da siegt das Herz über den Verstand. Ich frage ob ich mich um den kleinen Jungen mal kümmern darf, ihn wieder ins Bett bringen darf, der muss doch mal Liebgehalten werden, mal gestreichelt werden. Natürlich darf ich. Jetzt merke das dies genau mein Ding ist, ich lebe auf. Als ich ihn auf dem Arm habe, ihn streicheln kann, ihn zu Bett bringe, ihm frische Windeln mache. Dabei sehe ich auch noch seinen wunden Po und Rücken, wie schrecklich, da muss doch was getan werden, wo ist denn Creme? Ich suche, da kommt dann die Frau des Arztes. Ich froh als ich den kleinen Jungen übergeben kann. Jetzt können wir repertorisieren. Jetzt habe ich sogar noch wertvolle Zusatzinformationen (das war für mich ein wunderschöner Traum).

Schwindel

Schwanken – Verlangsamt
1.30.21
Beim Gehen habe ich plötzlich den optischen, wie empfundenen Eindruck, dass der Boden unter mir schwankt und nachgibt, > im Sitzen.
1.30.22
Im Verlaufe des Tages mehrfach, jeweils für eine halbe Minute andauernde Wahrnehmungsstörungen: verschwommenes Sehen; Schwindel; den Eindruck: Menschen und Dinge bewegen sich verlangsamt, einschließlich mir selbst.

Zuviel getrunken (Alkohol)
5.200.11
Ich erwache regelmäßig in der Nacht zwischen 1 Uhr 30 und 2 Uhr 30.
Erwache um diese Zeit mit Kreislaufproblemen im Kopf, habe Angst dabei, ich stehe auf, denke ich habe zuviel getrunken (Alkohol). Schwindelgefühl, lege mich dann aber wieder hin, beruhige mich und kann weiterschlafen.

Stehen vor dem Waschbecken – Aufstehen vom Stuhl
10.30.1.6:40
Leichter Schwindel und hohles Gefühl im Bauch als ich vor dem Waschbecken stehe.

11.30.7.10:00
Schwindel von den Ohren aufwärts (nicht im gesamten Kopf) nachdem ich vom Stuhl aufgestanden bin.
Für ungefähr 10 Sekunden Druck in der linken Brust, er kommt und geht. Ich bin leicht beunruhigt. Es ist nicht zu beeinflussen.

Kopf

Jucken – Schuppen – Haarausfall

10.30.3.7:00
Ich habe fürchterliches Kopfjucken. Beim Kämmen mehr Schuppen denn je, auch Haarausfall.
10.30.5.8:00
Heftiges Kopfjucken auf dem ganzen Kopf, kratzen bessert nicht. Große Schuppen, auch Schorf. Heiß Duschen und abbürsten der Haare bessern.
10.30.7.13:30
Beim kratzen am Kopf lösen sich fast haferflockengroße Schuppen.

Heiß

10.30.23.17:00
Heißer Kopf, aber Kältegefühl im Körper, leichtes frieren.

Verstopft

11.30.12.7:45
Ich fühle mich krank, verstopft im Stirnbereich. Schnäuze meine Nase, es kommt aber nichts.

Kopfschmerzen

Druck – Wandern - Stechen

2.200.1.7:30
Stirndruck beim aufwachen, erst die ganze Stirn, dann zieht der Druck mehr nach links und danach durch den ganzen Kopf.
2.200.1.7:30
Der Kopfschmerz hat sein Zentrum in der Stirn, wandert aber vorne im Kopf herum, mal stärker rechts, mal in der Stirn. Ein Gefühl von innerem Schmerz, dass heißt „tief im Kopf".
2.200.1.9:30
Leichtes stechen im Unterleib (Ovarien?), zuerst leicht, rechte Seite, dann sehr deutlich linke Seite, gleichzeitiges Stechen in der rechten Schläfe, dann wandernde Stiche in der Stirn.

2.200.3.10:45
Kopfschmerz, drückend in der linken Schläfe, sehr lange und intensiv, dabei ein dumpfes Gefühl im Kopf, liegen auf der linken (schmerzhaften) Seite >.
2.200.4.12:30
Druck in der linken Stirn.
2.200.5.14:00
Druck in der linken Schläfe.
5.200.1
Habe leichte Kopfschmerzen die sich allmählich verstärken, es ist ein Druck hinter den Augen.
6.30.11
Dumpfer Kopfdruck unter dem Schädeldach und in der Stirn.
Heute kann ich wieder sortiert denken und schreiben, die Verwirrung hat nachgelassen.
8.Plac.0.17:00
Leichter Kopfdruck hinter der Stirn und den Augen. Kommt und geht.
Dabei auch leichte Übelkeit vom Magen her. Habe das Gefühl die Übelkeit hat mit diesem metallischen Geschmack zu tun.
11.30.11.13:00
In der Mittagspause baue ich total ab und muss mich hinlegen. Dabei ein Gefühl von Grippe. Das linke Ohr drückt etwas dabei.
Ebenfalls ein Druck im Kopf (Stirn und Schädeldach) und in den Augen. Dabei ebenfalls ein Ziehen in den Backenzähnen links oben.

Frische Luft

3.30.19
Spaziergang an der frischen Luft > meine Kopfschmerzen.

Vom Nacken zum Hinterkopf

3.30.20
Beim Erwachen und den ganzen Tag Kopfschmerzen vom Nacken ausgehend zum Hinterkopf und der Stirn, mehr rechts als links, < durch schnelles Aufstehen. Nach dem Abendessen werden die Schmerzen besser.

Augen

Warm - Heiß

2.200.0.10:00
Wärme in den Händen und müde Augen.
11.30.13.18:00
Im spüre meine Augen, sie sind heiß, habe aber kein Fieber. Spannungsgefühl in den Bronchien und der Lunge.

11.30.13.
Gefühl der inneren Hitze, besonders in Mund und Rachen, der Harnröhre, im Magen und in den Augen. Dabei habe ich ein Verlangen nach kaltem Wasser. Ich trinke aber nur wenig, da ich äußerlich häufig friere und am liebsten nur tagsüber zwischen 11 und 16 Uhr das Haus verlassen würde.

Fremdkörpergefühl
11.30.9
Am Nachmittag habe ich öfter das Gefühl eines Haares im Auge. Ich untersuche, kann aber nicht entdecken. Es reibt ein wenig.
11.30.10
Mehrmals am Tag habe ich das Gefühl eines Haares unter dem rechten Augenlid. Es verursacht eine Rötung der Bindehaut.
11.30.11.13:00
In der Mittagspause baue ich total ab und muss mich hinlegen. Dabei ein Gefühl von Grippe. Das linke Ohr drückt etwas dabei.
Ebenfalls ein Druck im Kopf (Stirn und Schädeldach) und in den Augen. Dabei ebenfalls ein Ziehen in den Backenzähnen links oben.
Überhaupt fällt mir auf, dass ich seit ein paar Tagen unterschiedlich häufig niesen muss und immer wieder das Bedürfnis habe mir die Nase zu putzen, aber ohne Sekret.
Dazu passt auch das Gefühl eines Haares, bzw. Körnchen unter dem rechten Oberlid. Ich denke dabei an Heuschnupfensymptome.
12.30.11.9:00
Auf dem Weg zu einem Seminar habe ich ein Fremdkörpergefühl im rechten Auge. Ich schaute im Spiegel nach, konnte aber nichts erkennen.
12.30.12
Am Morgen habe ich wieder dieses Fremdkörpergefühl im Auge, diesmal auf der linken Seite.

Müde - Schwer
10.30.2.21:00
Mir fallen die Augen zu beim Lesen am Schreibtisch. Ich versteh nicht mehr was ich gerade gelesen habe.

Krampf - Reiz
9.Plac.3.7:20
Ich reibe mir so ungünstig das Auge, das ich mir mit dem Finger in den Augapfel steche, das Auge ist anschließend gereizt.
10.30.5.17:30
Krampf der Augenmuskulatur im linken Auge beim Lesen.

Sehen

Verschwommen – Schleier - Nebel

1.30.19.17:00
Kreislaufunregelmäßigkeiten: Schwäche, zittern in den Beinen, leichte Übelkeit, verschwommenes Sehen, < im Sitzen.

1.30.22
Im Verlaufe des Tages mehrfach, jeweils für eine halbe Minute andauernde Wahrnehmungsstörungen: verschwommenes Sehen; Schwindel; den Eindruck: Menschen und Dinge bewegen sich verlangsamt, einschließlich mir selbst.

10.30.7.21:30
Beim Lesen Schleier vor den Augen, wie Nebel.

Dunkelheit

10.30.18.17:45
Auf dem Heimweg vom Bauern fast einen Unfall verursacht. Ich habe im Dunkeln einen von links kommenden Lieferwagen nicht gesehen. Um haaresbreite ging es gerade noch mal gut. Wo kam der Wagen her?

10.30.18.18:00
Habe das Gefühl im Dunkeln schlecht sehen zu können.

Lesen

5.200.1
Sehe schlechter, ich erkenne große Buchstaben nicht.

10.30.18.20:00
Im Konzert kann ich schlecht das Programm entziffern. Was ist mit meinen Augen los?

Ohren

Dumpf - Druck – Flugzeug

11.30.6
Ich habe leichte Schmerzen im linken Ohr (äußerer Gehörgang), begleitet von einem gedämpften Gefühl. Wie in einem Flugzeug oder ähnliches. Versuche mehrfach einen Druckausgleich, hilft mir aber nicht. Druck von Außen verschlimmert die Schmerzen. Ich nehme ihn mit in den Schlaf.

11.30.11.13:00
In der Mittagspause baue ich total ab und muss mich hinlegen. Dabei ein Gefühl von Grippe. Das linke Ohr drückt etwas dabei.
Ebenfalls ein Druck im Kopf (Stirn und Schädeldach) und in den Augen. Dabei ebenfalls ein Ziehen in den Backenzähnen links oben.

Jucken

10.30.5.8:00
Heftiges Kopfjucken auf dem ganzen Kopf, kratzen bessert nicht. Große Schuppen, auch Schorf. Heiß Duschen und abbürsten der Haare bessern.
Das linke Ohr juckt auch innerlich.
12.30.21
Am Abend setzt plötzlich ein starkes Jucken in den Ohren ein.

Strom

12.30.0.8:00
Nach der ersten Einnahme der Arznei spüre ich am rechten Ohr ein Gefühl wie elektrische Stromstöße, ein paar mal hintereinander.
Nach einer Minute bemerke ich diese Stöße im Oberbauchbereich, jedoch etwas schwächer.

Pfeifen

9.Plac.8.9:20
Kurzes helles Pfeifen im rechten Ohr.

Nase

Niesen – Kribbeln

2.200.10.4:00
Wache auf weil der Hund bellt.
Habe das Gefühl ich bekomme eine Erkältung.
2-3-mal Niesen, starkes Kribbeln nur im rechten Nasenloch.
Klarer Schnupfen im rechten und linken Nasenloch, das rechte ist aber freier.
2.200.10.18.00
Den ganzen Tag immer wieder heftig genießt, teilweise Kribbeln in der Nase, < rechts aber links auch.
Klarer Schnupfen, die Nasenflügel sind wund.
10.30.19.19:45
Niessalven die gar nicht aufhören wollen. Danach bekomme ich Fließschnupfen.

Verstopft – Geschwollen

3.30.2
Beim Erwachen habe ich eine verstopfte Nase, etwas Absonderung, dabei das Bedürfnis die Nase häufig zu putzen. Der Schleim ist hellgelb, zäh und wenig.
Beim Aufstehen ist die Nasenatmung wieder möglich, während des Frühstücks muss ich noch mehrmals die Nase putzen, danach nur noch selten.
Die Nasenschleimhäute sind den ganzen Tag geschwollen, dabei ist die Atmung aber nur wenig erschwert. Draußen an der Luft geht es mir besser als drinnen.

3.30.3
Beim Erwachen rechte Nasenseite verstopft, links frei. Dabei besteht wenig Fließschnupfen mit hellgelbem bis durchsichtigem Schleim. Einmal Niesen.
11.30.12.7:45
Ich fühle mich krank, verstopft im Stirnbereich. Schnäuze meine Nase, es kommt aber nichts.
11.30.13
Verstopfte Nase ohne Sekret. Die linke Nase fühlt sich sehr trocken an. Die Backenzähne links oben sind schmerzhaft, wie bei einer Kieferhöhlenentzündung. Fühle mich wie bei einer Grippe, aber ohne Fieber.
11.30.14
In der Nacht bin ich wieder um 4 Uhr erwacht. Konnte diesmal nur schwer wieder einschlafen. Obendrein war auch meine Nase total verstopft.

<u>Gelb - Blutig</u>

2.200.10.9.00
Der Schnupfen ist jetzt ganz leicht gelb, nicht viel Sekret. Niesen ab und zu. Jetzt ein ganz leichtes Kribbeln erst links dann rechts in der Nase.
6.30.1.7:00
Absonderung aus der Nase zuerst hellgelb mit etwas Blut, dann klar mit hellem Blut. Aus den Augen gelbe Absonderung in den inneren Winkeln.
11.30.19
Die Nase und der Rachen verschleimten über Nacht stark, ich musste größere Mengen gelben bis klaren Sekretes ausschnauben und ausspucken.

Gesicht

<u>Jucken – Wund – Brennen – Rhagaden – Trocken - Herpes</u>

1.30.16.20:30
Spontaner, heftiger Juckreiz unterhalb der Unterlippe; leichte Rötung der Haut an dieser Stelle und entstehen einer kleine Erhebung, die das Aussehen eines Gerstenkornes besitzt. Juckreiz dauert etwa 15 Minuten, kratzen > nicht. Danach bleibt die Stelle nur bei Berührung spürbar; wobei sie sich brennend anfühlt, als sei sie wund.
2.200.1.7:30
Die Mundwinkelrhagaden sind sehr schmerzhaft.
2.200.2.7:00
Die Mundwinkelrhagaden sind sehr schmerzhaft.
2.200.2.16:00
Die Mundwinkelrhagade ist sehr schmerzhaft und verkrustet.
Unter dem linken Kinn links ist ein Lymphknoten geschwollen und schmerzt sehr bei Druck.

2.200.4.7:00
Heftiges brennen, Rhagade am linken Mundwinkel, ist etwa 4x so groß wie zu Beginn und bildet gelbbraune Krusten.
2.200.4.9:00
Das Brennen der Rhagade ist weg, aber sie schmerzt bei jeder Bewegung, lachen etc.
2.200.10.18.00
Den ganzen Tag immer wieder heftig genießt, teilweise Kribbeln in der Nase, < rechts aber links auch.
Klarer Schnupfen, die Nasenflügel sind wund.
6.30.12
Mund und Lippen sehr trocken, sie fühlen sich nach einer Flasche Mineralwasser immer noch sehr trocken an.
6.30.13
Mund und Lippen sind ständig trocken.
Beginnender Herpes unter der Nase, fühlt sich wund an.
6.30.24
Herpes ist während der Menses aufgetreten, weiterhin sehr trockener Mund und Lippen, trinken bessert nicht.
7.30.20
Sehr trockene Mundwinkel.
7.30.34
Mundwinkel sehr wund und trocken.
9.Plac.20
Ich bekomme urplötzlich einen Herpes auf der linken Seite der Oberlippe. Spannung in der Lippe.

Jung – Verquollen – Schmutzig

5.200.17
Viele sagen ich würde jünger aussehen. Vieles kommt im Moment nicht mehr so nah an mich heran, kann mich besser abgrenzen.
10.30.3.7:00
Ich sehe in den Spiegel und finde mich verquollen, so als hätte ich zu wenig Schlaf, wäre gestern zu spät ins Bett gegangen, aber das stimmt nicht.
10.30.8.9:30
Immer wieder mal am Tage das Gefühl im Gesicht, als ob ich mich nicht gewaschen hätte.

Warm – Glühend

2.200.0.16:00
Hände und Gesicht warm.
2.200.0.19:00
Gesicht warm.
2.200.1.14:00
Hände warm und Gesicht warm.

2.200.2.16:00
Allgemein ist mir wärmer als gewöhnlich mit deutlicher Betonung von Händen und Gesicht.
2.200.10.18:00
Habe bis 17:00 nur gefroren. Jetzt ist es mir ganz warm, vor allem die Hände und das Gesicht.
10.30.0.10:40
Habe das Gefühl rote, glühende Wangen zu haben.

Mund

Trocken – Rau – Wund - Bläschen

6.30.12
Mund und Lippen sehr trocken, sie fühlen sich nach einer Flasche Mineralwasser immer noch sehr trocken an.
6.30.13
Mund und Lippen sind ständig trocken.
7.30.13.18:30
Bändchen zwischen Unterkiefer und Lippe ist wund, wie Bläschen. Spürbar besonders nach Reibung durch Nahrungsmittel.
12.30.4.18:00
Meine Zunge fühlt sich rau und wund an.
5.200.11
Schmerzhafte kleine Wunden im Mund, rechts unten.
7.30.15
Bläschen im Mund werden schlimmer. Alles ist sehr gereizt, < durch Verzehr einer Mandarine.
10.30.1.6:10
Sehr trockener Mund beim Erwachen, wird nicht besser nach dem Zähneputzen.

Weiß - Belegt

2.200.0.16:00
Die Zunge ist dünn und weißlich belegt, an der Basis und der seitlichen Vorderseite.

Brennen –Taub

1.30.0.7:35
Beginnendes Brennen der rechten Zungenhälfte, Unterseite, zunächst nur vorderer Bereich.
1.30.0.9:45
Ausdehnung auf die gesamte rechte untere Zungenhälfte und -Seite; äußerlich ist keine optische Veränderung erkennbar.
mittags verwandelt sich das Gefühl von Brennen in Taubheit, zieht sich im Tagesverlauf in den hinteren, unteren Zungenbereich zurück (rechts).

1.30.1
Eine kleine taube Stelle (Zunge) rechts unten und seitlich, bleibt unverändert bis Tagesende.

Speichelfluss

2.200.4.15:00
Nach dem Mittagschlaf starker Speichelfluss (großer nasser Fleck), dabei friere ich und niese.

6.30.27
Die Mundtrockenheit ist verschwunden, stattdessen habe ich ständig das Gefühl als ob an den Mundwinkeln Speichel herausläuft (was aber nicht so ist!). Dieses Gefühl hielt insgesamt eine Woche an.

10.30.0.10:40
Speichel läuft im Munde zusammen. Auch wenn ich auf der Seite liege läuft der Speichel heraus.

Beißen

10.30.10.9.00
Ich bemerke trockene Fingerspitzen. An den Zeigefingerkuppen lösen sich kleine Hautfetzen ab.
Ich ertappe mich dabei diese abzubeißen.

Druck

2.200.0.16:00
Ohrspeicheldrüsen rechts und links etwas druckschmerzhaft.

Prickeln

2.200.0.21:00
Leichtes Prickeln am Gaumen.

Zähne

Temperaturempfindlich

10.30.22.17:00
Alle Zähne sind temperaturempfindlich.

Ziehen – Wie entzündet

11.30.11.13:00
In der Mittagspause baue ich total ab und muss mich hinlegen. Dabei ein Gefühl von Grippe. Das linke Ohr drückt etwas dabei.
Ebenfalls ein Druck im Kopf (Stirn und Schädeldach) und in den Augen. Dabei ebenfalls ein Ziehen in den Backenzähnen links oben.
11.30.13

Verstopfte Nase ohne Sekret. Die linke Nase fühlt sich sehr trocken an. Die Backenzähne links oben sind schmerzhaft, wie bei einer Kieferhöhlenentzündung. Fühle mich wie bei einer Grippe, aber ohne Fieber.

Hals

<u>Brennen – Stechen - Taub</u>

2.200.0.16:00
Herzstiche
Hände und Gesicht warm
Halsschmerzen, leichtes brennen.
2.200.0.16:30
Stechender Schmerz in der linken Mandel, nur auf der linken Seite.
2.200.0.21:00
Rachen gerötet, leichtes brennen
Gefühl von brennen und Taubheit im Rachen, stechend, wie leicht anästhesiert.
2.200.10.4.00
Leichtes Brennen im Hals.
2.200.21
Morgens leichte Angina rechts, piekend?? Temperatur 38.0° rec, nachts geschwitzt, mittags alles vorbei.
3.30.3
Leichtes stechen im Hals, besonders auf der rechten Seite.
3.30.4
Stechen im Hals zeitweilig deutlich, zeitweilig weg.

<u>Verschleimt</u>

11.30.19
Die Nase und der Rachen verschleimten über Nacht stark, ich musste größere Mengen gelben bis klaren Sekretes ausschnauben und ausspucken.

<u>Gefüllt mit kalter Luft</u>

12.30.4.18:00
Reizhusten, dabei das Gefühl als ob das Halsinnere mit kalter Luft gefüllt wäre.

Magen

<u>Übel – Flau – Erbrechen – Brechreiz - Druck</u>

1.30.2
Morgens leichte Kreislaufprobleme die sich in Form leichter Übelkeit besonders während der Fahrt mit öffentlichen Verkehrsmitteln äußern.

1.30.19.17:00
Kreislaufunregelmäßigkeiten: Schwäche, zittern in den Beinen, leichte Übelkeit, verschwommenes Sehen, < im Sitzen.
3.30.19
Beim Aufstehen flaues Gefühl im Magen, Fencheltee und geriebener Apfel lindern.
3.30.19
Stimmung gedrückt, flaues Gefühl, > nach Spaziergang an der frischen Luft.
5.200.4
Habe eine leichte Übelkeit, zweifle an mir und bin müde und erschöpft. Bin sehr zerstreut.
8.Plac.0.17:00
Leichter Kopfdruck hinter der Stirn und den Augen. Kommt und geht. Dabei auch leichte Übelkeit vom Magen her. Habe das Gefühl die Übelkeit hat mit diesem metallischen Geschmack zu tun.
8.Plac.4.19:00
Ich habe wieder Übelkeit und einen unangenehmen Geschmack im Mund. Ich vertrage dabei keinerlei Druck von Außen auf den Magen.
11.30.11
Anflüge von Übelkeit nach dem Frühstück, ausgelöst durch schwarzen Tee. Fühle mich insgesamt leicht benommen.
3.30.18
Erbrechen, dabei gerät Erbrochenes in die Nebenhöhlen, von dort gehen kribbelnde und stechende Schmerzen aus, die sich zum Kopf, besonders am Scheitel erstrecken. Die Übelkeit kommt in plötzlichen Anfällen (4x Erbrochen), selbst Wasser kann ich nicht drinnen behalten.
2.200.0.17:15
Druckschmerz im Unterleib, erst ganz kurz rechts, dann nur links kurz.
Flaues Gefühl in der Magengegend, es gehen reichliche Blähungen ab.
12.30.3.8:00
Beim Zähneputzen bekomme ich einen Brechreiz, den ich bisher nur aus der Schwangerschaft kenne.

Bärenhunger

10.30.14.13:00
Ich habe schon wieder einen Bärenhunger.

Durst auf Wasser

1.30.2.12:00
Starker Durst, plötzlich auftretend. Ich musste sofort kaltes Wasser trinken, viel und schnell.

Abdomen

Hohl und leer

10.30.1.6:40
Leichter Schwindel und hohles Gefühl im Bauch als ich vor dem Waschbecken stehe.
10.30.13
Ich habe ein hohles Gefühl im ganzen Dickdarmbereich, besonders auf der rechten Seite im aufsteigenden Kolon. (dauert etwa ca. 2 Stunden).
10.30.14.10:00
Leeres Gefühl im Bauch. Ich muss unbedingt ein zweites Frühstück einlegen.

Spannung und Druck - elektrischer Stoß

11.30.6
Kaufe mir eine Packung gemischtes Haribo (Fruchtgummi/Lakritz) und begebe mich auf die Autobahn. Das Weingummi schmeckt mir gar nicht richtig. Ich bekomme davon nur einen gespannten Blähbauch.
11.30.13.18:00
Drückender Schmerz im linken Beckenknochen.
12.30.0.
Im Laufe des Vormittages entwickeln sich Blähungen.
12.30.0.8:00
Nach der ersten Einnahme der Arznei spüre ich am rechten Ohr ein Gefühl wie elektrische Stromstöße, ein paar mal hintereinander.
Nach einer Minute bemerke ich diese Stöße im Oberbauchbereich, jedoch etwas schwächer.

Juckreiz

10.30.7
Juckreiz am Bauch. Eine etwa Fünfmarkstück große Stelle knapp über der Schambehaarung, leicht rosa verfärbt und es juckt wie ein Mückenstich (aber wo soll die jetzt im November herkommen?).

Rektum

Reichlich Blähungsabgang

2.200.0.17:15
Druckschmerz im Unterleib, erst ganz kurz rechts, dann nur links kurz.
Flaues Gefühl in der Magengegend, es gehen reichliche Blähungen ab.
2.200.1.14:00
Nach dem Mittagessen kurzer und heftiger Blähungsabgang (habe ich sonst nie nach grünen Bohnen).

Hämorrhoiden - Blutung - Wund
6.30.3
In der Nacht bin ich mit starken Hämorrhoidenschmerzen erwacht, diese waren drückend von innen nach außen. Bauchlage > die Schmerzen.
6.30.50
Meine Hämorrhoidalbeschwerden sind seit der Prüfung verschwunden, das hatte ich seit 12 Jahren nicht mehr!!
10.30.3.23:00
Durchfall, vorher ziehen im Gedärm hin und her, flüssig und fest gemischt. Anschließend eine Hämorrhoidenblutung und ein wundes Gefühl im After.

Stuhl

Hellbraun – Fest und Flüssig gemischt
6.30.1.14:30
Eine Stunde nach Mittagessen Durchfall hellbrauner Farbe, flüssig.
10.30.3.23:00
Durchfall, vorher ziehen im Gedärm hin und her, flüssig und fest gemischt. Anschließend eine Hämorrhoidenblutung und ein wundes Gefühl im After.

Hellbraun
6.30.1.14:30
Eine Stunde nach Mittagessen Durchfall hellbrauner Farbe, flüssig.

Blase

Druck & Völle – Krampf & Festhalten
1.30.8.
Permanenter Blasendruck, der jedoch nicht zu häufigem urinieren führt (dauerhaft bis zum einschlafen am Abend).
1.30.9
Die Stiche im Unterleib und der Blasendruck vom Vortag bleiben unverändert auch heute bis zum Abend bestehen.
1.30.10
Unterleibsstiche und Blasendruck weiterhin unverändert bis zum späten Mittag als sie mit dem vollen Einsetzen der Menstruation aufhören.
10.30.22.5:30
Ich erwache und muss Wasser lassen. Es fällt mir schwer loszulassen obwohl die Blase sehr voll ist. Ich habe den Eindruck, dass sich die Muskulatur (unwillkürliche) gegenseitig blockiert. Es dauert eine Weile bis ich Wasser lassen kann. Nachher

schmerzt die Schließmuskulatur wie verkrampft.
11.30.12
Ich erwache noch in der Dunkelheit. Meine Blase ist voll und das Glied erregiert. Ich kann deshalb nicht mehr einschlafen. Ich muss die Blase entleeren um wieder schlafen zu können. Das gleiche ist mir in den letzen beiden Nächten auch passiert.
11.30.12
Schlafe bis 4 Uhr und erwache wieder durch eine volle Blase und einen erregierten Penis.
Muss wieder zur Toilette um die Blase zu entleeren.

Drang in der Nacht - Leeregefühl

10.30.8
Mir fällt diese Nacht auf, dass ich fast jede Nacht zur Toilette muss um zu Harnen (sehr unüblich). Nach dem Harnen habe ich ein total leeres Gefühl im Unterleib.

Niere

Druck – Stechen

2.200.1.7:30
Kurzes Druckgefühl in der linken Niere.
2.200.1.10:00
Stechen in der linken Niere, Stechen im Rücken, rechte Niere.
2.200.2.10:45
Starker Druck in der linken Niere, anfangs mit leichtem Stechen.
2.200.3.15.00
Druckschmerz in der linken Niere.
2.200.7.16:00
Druckschmerz in der linken Niere.

Urethra

Druck – Loslassen – Verkrampft

10.30.22.5:30
Ich erwache und muss Wasser lassen. Es fällt mir schwer loszulassen obwohl die Blase sehr voll ist. Ich habe den Eindruck, dass sich die Muskulatur (unwillkürliche) gegenseitig blockiert. Es dauert eine Weile bis ich Wasser lassen kann. Nachher schmerzt die Schließmuskulatur wie verkrampft.

Weibliche Genitalien

Stiche - mal rechts mal links – wie ein Band

1.30.8.
Unterleibsschmerzen seit dem aufwachen, kurze, schnell aufeinander folgende Stiche, mal im rechten, mal im linken Eierstock (dauerhaft bis zum einschlafen am Abend).
1.30.9
Die Stiche im Unterleib und der Blasendruck vom Vortag bleiben unverändert auch heute bis zum Abend bestehen.
1.30.10
Unterleibsstiche und Blasendruck weiterhin unverändert bis zum späten Mittag als sie mit dem vollen Einsetzen der Menstruation aufhören.
2.200.1.9:30
Leichtes stechen im Unterleib (Ovarien?), zuerst leicht, rechte Seite, dann sehr deutlich linke Seite, gleichzeitiges Stechen in der rechten Schläfe, dann wandernde Stiche in der Stirn.
2.200.1.14:00
Seit drei Tagen ab und zu stechen im rechten Eierstock.
6.30.4.11:30
Leichtes ziehen in beiden Ovarien, < auf der rechten Seite, nach 15 Min wieder vergangen. Der Schmerz zog wie ein Band von einer Seite zur anderen.

Druck von Innen nach Außen – Stau
Kein Fluss in der Nacht - Starker Fluss in der Nacht

1.30.12.8:00
Aufwachen durch Menstruationsbeschwerden; Druckschmerzen im Unterbauch von innen nach außen, dazu Übelkeit als müsste ich mich übergeben. Ich hatte das Gefühl als sei das Blut in mir gestaut und würde nicht fließen. Tatsächlich hatte ich nachts keinerlei Blutung gehabt. Unruhe, hin- und herlaufen in der Wohnung, das Bemühen eine Position zu finden, in der dieser heftige Schmerz aushaltbar wird.
1.30.12.9:00
Der Druckschmerz im Unterleib ist etwas abgeklungen, bleibt aber mal mehr mal weniger den ganzen Tag über bestehen, wie auch die Schlappheit und Müdigkeit.
6.30.12
Die Menstruation fließt nur tagsüber.
6.30.50
Die Menstruation setzt 10 Tage zu spät ein. Sie fließt wiederum nur tagsüber, keine Absonderung in der Nacht.
9.Plac.14
Meine Monatsblutung ist außergewöhnlich stark. In der Nacht habe ich so stark geblutet, dass Schlüpfer und Schlafanzug durchgeblutet waren.

Wellenförmig - Ansteigen - Abflauen
1.30.13
Die Unterleibsschmerzen des Vortages bleiben in wellenförmigem Ansteigen und Abflauen bis zum späten Mittag bestehen, als sie ohne erkennbare Ursache von selbst aufhören.

Jucken – Trocken – Offen - Unlust
2.200.2.22:00
Am Abend wieder leichtes Jucken in der Vagina. Dadurch bei der Sexualität ein sehr angenehmes Gefühl, verbunden mit viel Zärtlichkeit, Reden und Offenheit.
12.30.7.
Ich habe zurzeit überhaupt kein Verlangen nach Sexualität, besonders wegen schmerzhafter Trockenheit der Vagina.

Spät
12.30.18
Die Menstruation kommt eine Woche zu spät, sonst ist sie immer genau nach vier Wochen da.

Braune Fäden – Bindfaden
3.30.3
Minimale Schmierblutung, dunkle braune Fäden.
Am Nachmittag dann verstärkter weiß-brauner Ausfluss.
3.30.6
Am Mittag bemerke ich einen bindfadenähnlichen, getrockneten Blutfaden im Schlüpfer und dabei ganz wenig braunen Ausfluss.
6.30.13
Menstruation:
hellrotes Blut, enthält reichlich dunkle Schleimhautfetzen.

Fluss nach Baden
3.30.25
Die Menstruation setzt nach der Badewanne richtig ein.

Männliche Genitalien

Nächtliche Erektionen
11.30.12
Ich erwache noch in der Dunkelheit. Meine Blase ist voll und das Glied erregiert. Ich kann deshalb nicht mehr einschlafen. Ich muss die Blase entleeren um wieder schlafen zu können. Das gleiche ist mir in den letzten beiden Nächten auch passiert.
11.30.12
Schlafe bis 4 Uhr und erwache wieder durch eine volle Blase und einen erregierten

Penis.
Muss wieder zur Toilette um die Blase zu entleeren.

Nächtlicher Prostatadruck
11.30.28
Erwache mit einem heftigem Schmerz (drückend, stechend) in der Prostata, kurz über dem Schambein (nach Koitus). Der Schmerz ist sehr unangenehm und bleibt den ganzen Tag.

Husten

Trocken – Bellend
2.200.2.7:00
Der trockene Husten löst sich weiterhin.
2.200.7.7:00
Der trockene Husten ist seit Tagen ca. 80 % besser.
11.30.19.16:00
Der Husten nimmt zu. Es ist ein furchtbarer. Er ist bellend und kommt ganz plötzlich. Es ist ein punktueller Reiz, der völlig unvermittelt kommt, ganz gleich was ich gerade mache.
Der Husten ist < beim liegen, in Rückenlage und bei körperlicher Anstrengung.

Reiz – Pfeffer – Chili - Wasser
11.30.21
Nachdem ich ein türkisches Gericht mit Chili esse, überfällt mich ich ein unstillbarer Husten. Er konnte nur gelindert werden durch Trinken von etwas Wasser.
11.30.27
Starker Hustenreiz nach dem Genuss von frisch gemahlenem Pfeffer.
12.30.4.18:00
Reizhusten, dabei das Gefühl als ob das Halsinnere mit kalter Luft gefüllt wäre

Auswurf

Gelbes Sekret
11.30.19
Die Nase und der Rachen verschleimten über Nacht stark, ich musste größere Mengen gelben bis klaren Sekretes ausschnauben und ausspucken

Brust

Stechen – eingeklemmt – Druck

1.30.7
Vom Aufwachen bis zum einschlafen, spüre ich einen stechenden Schmerz im rechten Brustkorb als sei dort ein Nerv eingeklemmt. Das Zentrum scheint vorn zu liegen und durch den Brustkorb nach hinten auszustrahlen, > durch einatmen.
2.200.0.16:00
Herzstiche .
Hände und Gesicht warm
Halsschmerzen, leichtes brennen.
2.200.1.7:30
Leichtes Herzklopfen, Herzstiche (für ca. 10 Min.).
11.30.7.10:00
Schwindel von den Ohren aufwärts (nicht im gesamten Kopf) nachdem ich vom Stuhl aufgestanden bin.
Für ungefähr 10 Sekunden Druck in der linken Brust, er kommt und geht. Ich bin leicht beunruhigt. Es ist nicht zu beeinflussen.
11.30.13.18:00
Im spüre meine Augen, sie sind heiß, habe aber kein Fieber. Spannungsgefühl in den Bronchien und der Lunge.

Kälte

10.30.0.11:10
Plötzliches Kältegefühl in der linken Brust (ganz schnell wieder weg).
Kalte Ohrmuscheln (nehme ich plötzlich wahr).

Herzklopfen

2.200.0.13:00
Herzklopfen für ca. 20 Minuten.
2.200.3.7:00
Heftiges Herzklopfen beim Erwachen.

Jucken – Rissig – Wund

1.30.2.21:00
Plötzlicher heftiger Juckreiz am Brustbein, > heftiges, längeres Kratzen.
1.30.3.10:00
Der Juckreiz am Brustbein tritt zum dritten Mal auf.
2.200.1.14:00
Rechte Brustwarze ist feucht, empfindlich beim Waschen.
2.200.2.7:00
Die rechte Brustwarze ist sehr empfindlich, juckend.
2.200.3.8:00
Unter der linken Achsel (innen, zur Brust hin) starkes jucken, rot nach dem Kratzen.

Ein kleiner Fleck, dunkelrot, wie ein Ekzem.
6.30.39
Für vier Tage ist die Haut unter dem Busen ganz trocken und schuppig (kleieartig), kein Schmerz, kein Jucken dabei.
12.30.5.9:00
Beim Duschen fällt mir ein daumengroßer brauner Fleck nahe der Achselhöhle auf, sieht aus wie ein Café-au-lait Fleck, nicht schmerzhaft.
12.30.12
Am Abend entdecke ich einige Pickel auf der linken Brust. Sie sind rot und jucken bei Berührung sehr. Am Warzenhof haben sich die Drüsen vergrößert und treten knötchenförmig hervor.

Rücken

Muskelkater
1.30.3
Den ganzen Tag hindurch fühlt sich die gesamte Rückenfläche, vom Nacken, einschließlich hinterer Schulterpartie, bis zur Lendenwirbelsäule an, als hätte ich Muskelkater, > durch Bewegungslosigkeit.

Zusammengestaucht – Druck
1.30.15
Beim aufnehmen einer schweren Bücherkiste setzt ein plötzlicher, heftiger Rückenschmerz in der Lendengegend ein. Es fühlt sich an, als wäre das Rückgrat zusammengestaucht und die einzelnen Wirbel nicht an ihrem richtigen Platz. Ich kann mich unter starken Schmerzen und Steifheit bewegen.
10.30.23.8:00
Bin auf der Eingangstreppe ausgerutscht und auf die linke Pobacke geknallt. Gefühl im Rücken gestaucht zu sein.
1.30.16.11:00
Nach längerem Sitzen (45 Minuten Zugfahrt) sind die Rückenschmerzen bis auf ein leichtes Druckgefühl in der Lendenwirbelsäule plötzlich verschwunden.
10.30.5.8:00
Der Rückenschmerz in der Kreuzbeinregion ist wieder da, er wird besser durch Druck von Außen (Faust oder flache Hand), > auch durch liegen auf der schmerzhaften Stelle (flach auf dem Rücken liegen).

Bewegung – Ruhe - Beugen
1.30.13
Den ganzen Tag hindurch leichter Schmerz in der Lendenwirbelsäule, > durch Ruhe.
10.30.0.9:55
Der Rücken schmerzt total, er wird nicht besser bei Bewegung (wie sonst üblich).

10.30.5.8:30
Die Schmerzen in der Kreuzbeinregion wird < durch nach vorne beugen, auch < beim anziehen der Hose.
11.30.11
Schmerzen in der Lendenwirbelsäule (L3-L4). Der Schmerz ist lancierend und < beim nach vorne beugen.
Bin gegen 21 Uhr sehr erschöpft und muss zu Bett gehen. Ich sehe zu das ich nicht auf dem Rücken liege, denn das verschlimmert die Rückenschmerzen.
11.30.13.
Ich fühle mich erkältet und krank.
Nach dem Aufstehen sind die Schmerzen im Lendenwirbelbereich sehr stark. Sie sind < beim Bücken und nach dem Aufstehen vom Stuhl. Wenn ich mich nach vorne beuge, habe ich wieder diesen lancierenden Schmerz mit dem Gefühl abzubrechen.
10.30.2.14:30
Latente Rückenschmerzen, besonders wenn ich länger in einer Stellung auf dem Boden mit den Kindern gehockt habe.

Tragen
11.30.13.14:00
Beim Tragen eines Kuchentablettes habe ich Schmerzen im Lendenbereich, die zu beiden Seiten in die Hüften ausstrahlen.

Leicht – Wein
10.30.4.20.15
Nach 3 Gläsern Wein sind die Rückenschmerzen weg (ich hatte den ganzen Tag lang Rückenschmerzen im Kreuzbeinbereich).
10.30.6.8:00
Der erste Morgen an dem ich ohne Rückenschmerzen erwache. Alles geht wieder leichter.

Schwach – Lahm
10.30.3.11:30
Nach der Hausarbeit habe ich ein Schwächegefühl im Lendenbereich des Rückens, ausstrahlend in den Kreuzbeinbereich.
10.30.10.9:00
Die Rückenschmerzen sind ständig latent da, stören aber nicht mehr so, es ist eher ein lahmes Gefühl.

Stechen
2.200.1.10:00
Stechen in der linken Niere, Stechen im Rücken, rechte Niere.

Jucken

10.30.21.21:00
Ab 21 Uhr starker Juckreiz auf dem Rücken.

Extremitäten

Aufgepumpt – Nicht zu mir gehörend – Verdreht - Gezerrt

1.30.1
Meine Knie fühlen sich an als gehörten sie nicht zu meinem Körper, ein wenig als wären sie aufgepumpt; nicht schmerzhaft.

6.30.0.13:30
Linkes Knie wie verdreht, < beim Gehen, < beim anwinkeln (Autofahren).

7.30.3.8:00
Seit dem Erwachen ziehen und Zerrungsgefühl in der rechten Schulter; < durch heben des Armes bei gleichzeitiger Rückwärtsbewegung. Ich habe das Gefühl als müsste ich eine Gegenbewegung gegen den Schmerz machen, was aber nicht bessert.

Schwach – Schwer - Zittrig – Fallenlassen

1.30.19.17:00
Kreislaufunregelmäßigkeiten: Schwäche, zittern in den Beinen, leichte Übelkeit, verschwommenes Sehen, < im Sitzen.

10.30.0.10:40
Mir fällt die Post aus der Hand.

10.30.1.6:40
Am Frühstückstisch habe ich immer noch total schwere Glieder.

Zerschlagen - Gequetscht

12.30.10
Während des Nachtdienstes habe ich ständig das Gefühl, dass die Muskulatur die beim Sitzen gedrückt wird (besonders an den Oberschenkeln) einschläft. Dabei habe ich ein generelles Zerschlagenheitsgefühl in den Muskeln.

Trocken – Rissig – Juckend – Bläschen – Ablösen - Aussatz

1.30.15.20:00
Ca. 20 Uhr sehr plötzliches Auftreten einer Rötung und austrocknen der Haut an den mittleren und vorderen Gelenken der Finger beider Hände. Innerhalb einer Stunde reißt die Haut an mehreren Stellen auf und es entstehen brennende kleine Wunden.

1.30. 16
Die Fingergelenke sind weiterhin gerötet, trocken und rissig.

3.30.3
Am Abend treten juckende Stellen an der Ellenbogenunterseite auf.

3.30.4
Ellbogen rechts juckt immer wieder, festes kratzen bessert.
3.30.4
Am Abend wieder jucken der Stelle am Ellbogen, kratzen bessert kaum.
3.30.7
Jucken der Ellbogen zunehmend, kaltes Wasser >, festes kratzen >.
3.30.10
Starker Juckreiz der Füße nach dem Essen am Abend, beim Warmwerden (den ganzen Tag zuvor gefroren).
6.30.2.
Zwischen 3. und 4, Zehe am rechten Fuß jucken und nässen, mit Wasser gefüllte Bläschen, schmerzhaft nach kratzen, duschen >.
9.Plac.21
Ich habe eine Warze am rechten Fuß unterhalb der linken Zehe bekommen.
10.30.10.9.00
Ich bemerke trockene Fingerspitzen. An den Zeigefingerkuppen lösen sich kleine Hautfetzen ab.
Ich ertappe mich dabei diese abzubeißen.
10.30.14.20:00
Die Haut an den Fingerkuppen löst sich wieder ab.
11.30.0.7:30
Ich habe am linken Zeigefinger auf der Innenseite, juckende, dicke Bläschen, mit Wasser gefüllt (ich bin absolut nicht erfreut darüber, weil ich keinen Ausschlag haben möchte!).
11.30.0.21:00
Ich ertaste ein mit Wasser gefülltes Bläschen (Zeigefinger). Beachte es nicht weiter.
Ich hoffe nur, dass ich keinen Aussatz bekomme.

<u>Krampf</u>

12.30.8
Beim Liegen auf der linken Seite bekomme ich Krämpfe im rechten Oberschenkel und umgekehrt beim liegen auf der rechten Seite im linken Oberschenkel.

<u>Warm - Kalt</u>

2.200.0.8:00
Warme Hände
2.200.0.10:00
Wärme in den Händen und müde Augen.
2.200.0.16:00
Herzstiche .
Hände und Gesicht warm
Halsschmerzen, leichtes brennen.
2.200.0.19:00
Hände sind sehr warm.

Gesicht warm.
2.200.1.14:00
Hände warm und Gesicht warm.
2.200.2.16:00
Allgemein ist mir wärmer als gewöhnlich mit deutlicher Betonung von Händen und Gesicht.
2.200.10.18:00
Habe bis 17:00 nur gefroren. Jetzt ist mir sehr warm, vor allem die Hände und das Gesicht.
10.30.14.20:00
Am Abend habe ich sehr heiße Füße. Schon den ganzen Tag über war mir sehr warm, obwohl alle sagen es sei so kalt heute.
10.30.16.12:00
Hitzewallung am Oberkörper, dabei habe ich ein Kältegefühl im rechten Fuß.
12.30.0.20:00
Meine Hände und Füße sind die ganze Zeit sehr kalt.

<u>Geschwollen – Steif – Blau</u>
10.30.25
Ich erwache in der Nacht mit Steifigkeit der Hände, was aber nach Bewegung bald wieder verschwindet. Die Steifigkeit ist jedoch bei jedem erneuten Erwachen wieder da.
12.30.1.
Meine Hände sind geschwollen und steif.
12.30.2
Meine Hände sind auch heute wieder geschwollen und steif.
10.30.16.12:00
Am Schienbein ein Gefühl wie ein blauer Fleck (sehe aber nichts), schmerzhaft bei Berührung.

Gliederschmerzen

<u>Stechen - Scharfes Messer</u>
3.30.13
Stechender Schmerz, an einer offenen Stelle unter dem rechten, mittleren Zeh. Der Schmerz ist stechend beim bewegen und berühren, scharf wie von einem Messer.

<u>Drückend</u>
1.30.0.14:45
Knieschmerzen in beiden Knien kurz oberhalb der Kniescheibe, links stärker als rechts. Schmerzempfinden: drückend, nur leichter Schmerz und nur bei 90°-Anwinkelung des Unterschenkels, die Stellen sind druckempfindlich < durch Wärme.

6.30.0.14:30
Druckschmerz linke Hüfte Außenseite.

<u>Dumpf – offenes Fenster – Schulter - Autofahren</u>
3.30.5
Meine rechte Schulter schmerzt, es ist ein dumpfer Schmerz im rechten Schultergelenk beim liegen darauf. Ich habe in der Nacht unter dem offenen Fenster geschlafen, was der Auslöser gewesen sein könnte.
Nach dem Aufstehen ist der Schulterschmerz dann wieder verschwunden.
9.Plac.0.10.05
Schmerz im linken Schultergelenk, zieht zum Oberarm (durch das Autofahren), nach der Autofahrt verschwunden.

<u>Daumen – Schreiben</u>
9.Plac.19
Beim schreiben habe ich Schmerzen im Daumengrundgelenk.

Schlaf

<u>Nicht erholsam – schlecht – tief</u>
1.30.1
Schlaf nicht erholsam, mehrfaches nächtliches Aufwachen, keine Träume.
10.30.8
Am Morgen bin ich total müde, trotz langer, ungestörter Nachtruhe.
11.30.20
Der schlechte Schlaf der letzten Nächte nimmt mich etwas mit. Ich bin nicht mehr so leistungsfähig und muss mich häufiger ausruhen.
1.30.13
Schlaf war tief und fest aber wenig erholsam.
1.30.3
Tiefer, fester, traumloser Schlaf, unterbrochen 1 x durch erneutes Auftreten des Juckreizes am Brustbein, wodurch ich erwachte.

<u>Wälzen hin und her – Unruhig</u>
1.30.3
Schlechtes Einschlafen, ich wälze mich hin und her im Bett. Sorgenvolle Gedanken über aktuelle Lebensumstände kommen mir unerwünschterweise in den Sinn. Nach ca. 1 Stunde habe ich plötzlich das zwanghafte Bedürfnis, das Fenster weit zu öffnen, habe das Gefühl kalte, frische Luft atmen zu müssen, wodurch sich mein Zustand > und ich einschlafen kann.
1.30.4
Unruhig geschlafen mit mehrfachen Unterbrechungen.
Gegen Morgen ein Traum der eindeutig eines meiner gegenwärtigen

Auseinandersetzungsthemen berührt.
Traumgefühl: Panik, Verzweiflung, Hilflosigkeit.
5.200.1
Ich bin mehrmals aufgewacht in der Nacht.

Hellwach – Munter

6.30.1.6:00
Höre den Wecker meines Mannes (sonst nie oder selten), bin hellwach, schlafe aber gut wieder ein.
6.30.1.7:00
Werde durch meine Tochter geweckt, bin sofort munter, kann gut aufstehen.

Vier Uhr – Ein und zwei Uhr

11.30.14
In der Nacht bin ich wieder um 4 Uhr erwacht. Konnte diesmal nur schwer wieder einschlafen. Obendrein war auch meine Nase total verstopft.
5.200.11
Ich erwache regelmäßig in der Nacht zwischen 1 Uhr 30 und 2 Uhr 30.
Erwache um diese Zeit mit Kreislaufproblemen im Kopf, habe Angst dabei, ich stehe auf, denke ich habe zuviel getrunken (Alkohol).

Frost

2.200.3.17:00
Sehr kalt, nervös.
2.200.4.15:00
Nach dem Mittagschlaf starker Speichelfluss (großer nasser Fleck), dabei friere ich und niese.
10.30.23.17:00
Heißer Kopf, aber Kältegefühl im Körper, leichtes frieren.
11.30.13
Ich friere sehr stark und ziehe mich auch in der Wohnung sehr dick an.

Schweiß

Nachtschweiße

2.200.2.7:00
Ich bin durchgeschwitzt aufgewacht, am ganzen Körper feucht.
2.200.8.9:00
Starker Nachtschweiß am ganzen Körper.
2.200.21

Morgens leichte Angina rechts, piekend. Temperatur 38° rektal, nachts geschwitzt, mittags alles vorbei.

Haut

Jucken – Kratzen - Trocken

1.30.2.21:00
Plötzlicher heftiger Juckreiz am Brustbein, > heftiges, längeres Kratzen.
3.30.4
Am Abend wieder jucken der Stelle am Ellbogen, kratzen bessert kaum
6.30.0.21:00
Eine alte Narbe (Gallenoperation) juckt.
12.30.8
Ich stelle eine allgemeine, starke Trockenheit der Haut fest.

Kaltes Wasser

3.30.7
Jucken der Ellbogen zunehmend, kaltes Wasser >, festes kratzen >.

Aussatz –Bläschen

11.30.0.7:30
Ich habe am linken Zeigefinger auf der Innenseite, juckende, dicke Bläschen, mit Wasser gefüllt (ich bin absolut nicht erfreut darüber, weil ich keinen Ausschlag haben möchte!).
11.30.0.21:00
Ich ertaste ein mit Wasser gefülltes Bläschen (Zeigefinger). Beachte es nicht weiter. Ich hoffe nur, dass ich keinen Aussatz bekomme.

Café-au-lait

12.30.5.9:00
Beim Duschen fällt mir ein daumengroßer brauner Fleck nahe der Achselhöhle auf, sieht aus wie ein Café-au-lait Fleck, nicht schmerzhaft.

Allgemeines

Müde - Schwach – Langsam - Schwer

1.30.2
Morgens leichte Kreislaufprobleme die sich in Form leichter Übelkeit besonders während der Fahrt mit öffentlichen Verkehrsmitteln äußern.
1.30.2.12:00
Während des gesamten Tages große Müdigkeit, Schlappheit bis in die Knochen,

physisch wie psychisch.
1.30.2.21:30
Musste um diese Zeit sofort zu Bett gehen und bin unmittelbar eingeschlafen.
1.30.4.17:00
Plötzlich auftretende starke Müdigkeit und Schlappheit.
1.30.5
Plötzliche Müdigkeit.
1.30.8.17:00
Plötzliche, große Müdigkeit.
1.30.12.9:00
Bin wieder eingeschlafen und erst um 14 Uhr erwacht. Fühle mich schlapp, ausgelaugt mit dem Gefühl des morgendlichen Aufwachens nach Fieber.
Der Druckschmerz im Unterleib ist etwas abgeklungen, bleibt aber mal mehr mal weniger den ganzen Tag über bestehen, wie auch die Schlappheit und Müdigkeit.
1.30.18
Große Müdigkeit, als hätte ich nicht genügend Schlaf bekommen.
1.30.19
Große Müdigkeit und Schwere.
1.30.19.17:00
Kreislaufunregelmäßigkeiten: Schwäche, zittern in den Beinen, leichte Übelkeit, verschwommenes Sehen, < im Sitzen.
1.30.20
Große Müdigkeit, Schwere.
1.30.21
Große Müdigkeit, Schwere.
1.30.22
Große Müdigkeit und Schwere.
2.200.1.7:30
Fühle mich sehr müde, möchte am liebsten nicht in die Praxis gehen.
2.200.8.13:00
Bei der Arbeit unkonzentriert und erschöpft.
Am Mittag bin ich sehr müde, auch nach dem Mittagsschlaf noch erschöpft.
2.200.9.10:00
Ich habe lange geschlafen, fühle mich aber sehr erschöpft, nicht fähig konzentriert zu arbeiten, Ich möchte am liebsten gar nichts tun und flattere (wie ein Huhn) zwischen Küche und Büro hin und her ohne viel zu schaffen.
Zum ersten Mal seit der Einnahme wieder starke Trauergefühle, eher wie eine Lähmung der Energie zu spüren.
2.200.9.17:00
Vor und nach dem Mittagsschlaf erschöpftes Gefühl. Ich bin erschrocken, dass der Tag schon fast vorbei ist.
8.Plac.0.9:00
Ich fühle mich sehr müde und schlapp und ohne Antrieb. Ich könnte im Sitzen einschlafen obwohl ich doch schon gestern früh zu Bett gegangen bin.

10.30.0.10:40
Habe eine halbe Stunde fest geschlafen, bin total müde.
10.30.0.10:40
Nach dem Schlafen ist die Müdigkeit noch schlimmer geworden.
10.30.1.6:40
Ich komme nur langsam in die Gänge.
10.30.2.18.00
Die Leichtigkeit lässt nach.
10.30.3.6:40
Ich werde nur langsam munter heute Morgen.
Ich habe den Eindruck für alles furchtbar lange zu brauchen heute Morgen.
10.30.17.10:45
Bleierne Müdigkeit bei der Arbeit am Schreibtisch. Ich bin sogar vornüber gebeugt eingeschlafen.
10.30.23.18:30
Fühle mich alt und steif.
11.30.12
Ich fühle mich krank und doch nicht krank. Ein merkwürdiger Zustand. Trotz alledem kann ich fast alles machen, eben nur langsamer.
11.30.20
Der schlechte Schlaf der letzten Nächte nimmt mich etwas mit. Ich bin nicht mehr so leistungsfähig und muss mich häufiger ausruhen.
12.30.0.10:00
Versuche ein Buch zu lesen. Ich schlafe jedoch ständig dabei ein. Einmal werde ich dabei mit einem solchen Schreck wach, dass mich ein lautes und heftiges Rucken durchzieht.

Zerschlagen - Gequetscht
12.30.10
Während des Nachtdienstes habe ich ständig das Gefühl, dass die Muskulatur die beim Sitzen gedrückt wird (besonders an den Oberschenkeln) einschläft.
Dabei habe ich ein generelles Zerschlagenheitsgefühl in den Muskeln.
12.30.12
Beim Einschlafen in Seitenlage (die ich sehr bevorzuge), sobald die Muskulatur durch darauf liegen gedrückt wird, schläft diese ein. Dabei auch wieder dieses zerschlagene und gequetschte Gefühl.

Voller Energie – Jung - Schön
2.200.8.13:00
Beim Tanzkurs bin ich wieder voller Energie und habe Spaß am lernen.
2.200.10.9.00
Trotz des Erkältungsgefühls habe ich viel Energie und Lust zur Arbeit.
2.200.10.18:00
Erstaunlich ist, dass ich trotz des Erkältungsgefühls volle Energie habe. Kann

arbeiten und bin sehr konzentriert.
5.200.5
Ich höre von vielen Leuten, dass ich mich verändere im Aussehen (jünger aussehe).
5.200.17
Viele sagen ich würde jünger aussehen. Vieles kommt im Moment nicht mehr so nah an mich heran, kann mich besser abgrenzen.
9.Plac.0.13:05
Bin gar nicht müde, aufgedreht, sonst bin ich immer müde nach der Arbeit, bin sehr erstaunt darüber.
11.30.5
Ich sitze im Seminar und denke wie sehr doch die Homöopathie die Menschen verändert. Sie macht sie schön - auf individuelle Weise - und jung.

Unfälle

2.200.10.10.00
Heftig mit dem Brotmesser in den linken Zeigefinger geschnitten.
2.200.27
Geburtstag meiner Tochter. Noch ein Unfall: ich habe eigentlich das Gefühl, keine Prüfungssymptome mehr zu haben. Weil es aber eventuell in die Idee von dem Brotmesser und dem Traum vom Messer passt, schreibe ich es noch auf.
Ich koche 2 Hühner in einem großen Dampfkochtopf, den ich sonst nicht benutze. Ich habe sonst einen kleineren, der sich anders öffnen lässt, wo der Dampf anders abgelassen wird.
Meine Mutter hat den Topf geschlossen, er steht voll unter Druck und ich öffne ihn einfach mit Gewalt, in der Meinung, dass der Deckel klemmt (wie bei meinem kleinen Topf häufig). Dann fliegen die Hühner an die Decke und ich verbrenne mir den Rücken und den Haaransatz heftig mit heißem Dampf und Brühe.
Ich neige sonst wirklich nicht zu solchen Unfällen und bin eher vorsichtig.
5.200.65
Ich mache nach einem Traum vom Sturz meines Katers (Bauchlandung) einen Sturz aus der Haustür eines Freundes. Ich habe Schürfwunden und Blutergüsse, es tut sehr weh. Meine Geldbörse ist unter ein Auto gefallen. Ich sammle meine Sachen zusammen und liege den ganzen Abend mit meinem Kater auf dem Sofa. Mein Gedanken dazu: ich werde alt. Habe mich heute über Jungbrunnen und Suchtthemen unterhalten. Ich muss mich wieder mehr bewegen sonst roste ich ein.
9.Plac.3.7:20
Ich reibe mir so ungünstig das Auge, das ich mir mit dem Finger in den Augapfel steche, das Auge ist anschließend gereizt.
9.Plac.18.8:15
Stoße mich am Schrank und prelle mir dabei den rechten Oberarm.
Kurz darauf verbrenne ich mich an heißem Fett den rechten Zeigefinger.
9.Plac.23
Ich schneide mich an einem Blatt Papier am Daumen links.
9.Plac.30

Habe mich in den rechten Zeigefinger geschnitten.
10.30.18.17:45
Auf dem Heimweg vom Bauern fast einen Unfall verursacht. Ich habe im Dunkeln einen von links kommenden Lieferwagen nicht gesehen. Um haaresbreite ging es gerade noch mal gut. Wo kam der Wagen her?
10.30.23.8:00
Bin auf der Eingangstreppe ausgerutscht und auf die linke Pobacke geknallt. Gefühl im Rücken gestaucht zu sein.

<u>Verlangen - Abneigungen</u>

1.30.2.12:00
Starker Durst, plötzlich auftretend. Ich musste sofort kaltes Wasser trinken, viel und schnell.
5.200.66
Ich möchte immer wieder zum Mittel greifen.
6.30.6.15:00
Richtig doller Appetit auf Kaffee.
Am Abend habe ich im Kino „7 Jahre Tibet" angeschaut, ich bin tief beeindruckt wie Peter Harrer seine harte Schale verliert.
10.30.3.13:00
Beim Kochen habe ich plötzlich das Verlangen nach kalter Milch. Habe dann 3 große Tassen Milch vor dem Mittagessen getrunken.
10.30.4.20.15
Nach 3 Gläsern Wein sind die Rückenschmerzen weg (ich hatte den ganzen Tag lang Rückenschmerzen im Kreuzbeinbereich).
11.30.6
Auffallend in den letzten zwei Tagen, ist ein starker Teedurst, dem ich mich auch genießend hingebe.
11.30.6
Kaufe mir eine Packung gemischtes Haribo (Fruchtgummi/Lakritz) und begebe mich auf die Autobahn. Das Weingummi schmeckt mir gar nicht richtig. Ich bekomme davon nur einen gespannten Blähbauch.
11.30.8
Mir fällt weiterhin der intensive Durst auf schwarzen Tee auf.
11.30.13
Abneigung gegen Zigarettenrauch. Es überkommt mich häufig ein merkwürdiges Gefühl von Abscheu und gleichzeitigem Mitleid wenn ich andere rauchen sehe. Es fällt mir so richtig auf wie die Sucht die Menschen zerfrisst. Wahrscheinlich ein stärkeres Gefühl weil ich selbst in Askese gegangen bin.
11.30.13.
Gefühl der inneren Hitze, besonders in Mund und Rachen, der Harnröhre, im Magen und in den Augen. Dabei habe ich ein Verlangen nach kaltem Wasser. Ich trinke aber nur wenig, da ich äußerlich häufig friere und am liebsten nur tagsüber zwischen 11 und 16 Uhr das Haus verlassen würde.

6.30.25
Ich habe keinen Bock mehr immer das Gleiche aufzuschreiben. Ich trinke jetzt wieder Kaffee!!!!

Ruhig - Warm
2.200.4.7:00
Fühle mich warm, sehr ruhig.
2.200.6
Fühle mich wieder ruhiger und warm.

Frische Luft
1.30.3
Schlechtes Einschlafen, ich wälze mich hin und her im Bett. Sorgenvolle Gedanken über aktuelle Lebensumstände kommen mir unerwünschterweise in den Sinn. Nach ca. 1 Stunde habe ich plötzlich das zwanghafte Bedürfnis, das Fenster weit zu öffnen, habe das Gefühl kalte, frische Luft atmen zu müssen, wodurch sich mein Zustand > und ich einschlafen kann.

Wechsel von Träumen und körperliche Symptomen
10.30.13
Ich habe das Gefühl, dass sich Träume und körperliche Symptome abwechseln. An Tagen nach ausgiebigen Träumen sind wenig körperliche Symptome zu beobachten und umgekehrt viele Symptome in Nächten mit wenig Traumerinnerungen.

Als ob Symptome

1.30.1
Meine Knie fühlen sich an als gehörten sie nicht zu meinem Körper, ein wenig als wären sie aufgepumpt; nicht schmerzhaft.
5.200.37
Ich werde entscheidungsfreudiger, ich erlebe alte emotionale Zusammenhänge noch einmal sehr klar, als ob ein Vorhang weggerissen sei.
9.Plac.0.9:55
Gefühl als ob jemand anders meine Schuhe bindet.
10.30.8.9:30
Immer wieder mal am Tage das Gefühl im Gesicht, als ob ich mich nicht gewaschen hätte.
6.30.27
Die Mundtrockenheit ist verschwunden, stattdessen habe ich ständig das Gefühl als ob an den Mundwinkeln Speichel herausläuft (was aber nicht so ist!). Dieses Gefühl hielt insgesamt eine Woche an.
12.30.4.18:00
Reizhusten, dabei das Gefühl als ob das Halsinnere mit kalter Luft gefüllt wäre.

10.30.14.
Traum: Ich bin am studieren. Wir sitzen in der Klasse und es gibt Frontalunterricht, ich glaube Mathematik. Plötzlich muss ich Husten. Ich will mir aus dem Ranzen ein Hustenbonbon nehmen. In meiner Tasche ist aber totales Chaos. Viele Stifte, auch Bonbons, alles fällt aus der Tasche was den Unterricht ziemlich stört. Hinter mir plätschert es in den Bankreihen, als ob jemand pinkeln würde......

Vitis-Nachträge ins Repertorium [P.K. & J.W.]

W Weißwein   R Rotwein   N (new symptom in repertory!)   C (clinical)

MIND; ACTIVITY (SI-8) (159) W R
- Gemüt; AKTIVITÄT, Geschäftigkeit, Tätigkeit; allgemein
MIND; AILMENTS from; anger, vexation; suppressed, from (K2, SI-15, G2) (23) W
- Gemüt; BESCHWERDEN durch; Ärger, Zorn; unterdrückten
MIND; ANGER, irascibility; tendency (K2, SI-26, G1) (308) W
- Gemüt; ÄRGER, Zorn, Wut; allgemein (337)
MIND; ANGER, irascibility; tendency; sudden (SI-37) (11) W
- Gemüt; ÄRGER, Zorn, Wut; allgemein; plötzlich (10)
MIND; COMMUNICATIVE, expansive (SI-144) (10) R
- Gemüt; MITTEILSAM, freimütig (14)
MIND; CONFUSION of mind (K13, SI-160, G11) (395) R
- Gemüt; VERWIRRUNG, geistige
MIND; CONFUSION of mind; concentrate the mind, on attempting to (K14, SI-167, G12) (14) R
- Gemüt; VERWIRRUNG, geistige; konzentrieren, sich zu, bei dem Versuch
MIND; DELUSIONS, imaginations; body, body parts; knees pumped up (1) R N
- Gemüt; WAHNIDEE, Einbildung; Körper, Körperteile; Knie sind aufgepumpt
MIND; DELUSIONS, imaginations; walls; moving towards her (1) W N
- Gemüt; WAHNIDEE, Einbildung; Wände; bewegen sich auf sie zu
MIND; DREAMS; accidents, of (K1235, SIII-241, G1020) (43) W R
- Gemüt; TRÄUME; Unfällen, von
MIND; DREAMS; animals, of (K1236, SIII-247, G1020) (120) W R
- Gemüt; TRÄUME; Tiere
MIND; DREAMS; animals, of; badger (1) W N
- Gemüt; TRÄUME; Tiere; Dachs
MIND; DREAMS; animals, of; biting him (K1236, SIII-255, G1020) (15) W
- Gemüt; TRÄUME; Tiere; beißen, die ihn
MIND; DREAMS; animals, of; horses (K1240, SIII-311, G1024) (30) R
- Gemüt; TRÄUME; Tiere; Pferde
MIND; DREAMS; confused (K1237, SIII-268, G1021) (131) W
- Gemüt; TRÄUME; verworren
MIND; DREAMS; cutting; knife, being cut with a (K1237, SIII-272, G1021) (5) R
- Gemüt; TRÄUME; Schneiden; Messer geschnitten zu werden, mit einem
MIND; DREAMS; family, own (SIII-298) (5) W R
- Gemüt; TRÄUME; Familie, eigene
MIND; DREAMS; feasting (K1239, SIII-299, G1023) (11) W
- Gemüt; TRÄUME; Festgelage

MIND; DREAMS; hurried (K1241, SIII-313, G1024) (7) W
- Gemüt; TRÄUME; Eile, Hast
MIND; DREAMS; journey (K1241, SIII-316, G1024) (60) R
- Gemüt; TRÄUME; Reise
MIND; DREAMS; mutilation (K1242, SIII-326, G1025) (11) R
- Gemüt; TRÄUME; Verstümmelung
MIND; DREAMS; pursued, of being (K1242, SIII-337, G1025) (27) W
- Gemüt; TRÄUME; verfolgt werden
MIND; DREAMS; relatives (SIII-340) (3) W
- Gemüt; TRÄUME; Verwandte
MIND; DREAMS; restless (SIII-342) (54) W
- Gemüt; TRÄUME; ruhelos, unruhig
MIND; DREAMS; riding (SIII-343) (7) R
- Gemüt; TRÄUME; fahren
MIND; IRRITABILITY (K57, SI-653, G46) (493) W
- Gemüt; REIZBARKEIT, Gereiztheit; allgemein
MIND; MISTAKES, makes; time, in (K66, SI-177, SI-749, G53) (43) R
- Gemüt; FEHLER, macht; Zeit, in Bezug auf die
MIND; RESPONSIBILITY; strong (17) C
- Gemüt; VERANTWORTUNG; ausgeprägtes Verantwortungsgefühl
MIND; SLOWNESS (K81, SI-930, G65) (91) W R
- Gemüt; LANGSAMKEIT
MIND; STUPEFACTION, as if intoxicated (K84, SI-966, G67) (272) W R
- Gemüt; BENOMMENHEIT, wie berauscht
MIND; STUPEFACTION, as if intoxicated; cotton, as if in (1) W R N
- Gemüt; BENOMMENHEIT, wie berauscht; wie in Watte
MIND; TRANQUILLITY, serenity, calmness (K89, SI-1029, G71) (110) W
- Gemüt; GEMÜTSRUHE, Gelassenheit; allgemein
MIND; WEEPING, tearful mood; tendency (K92, SI-1066, G74) (357) W
- Gemüt; WEINEN; allgemein
MIND; WEEPING, tearful mood; tendency; trifles, at (K94, SI-1089, G76) (10) W
- Gemüt; WEINEN; allgemein; Kleinigkeiten, über
VERTIGO; VERTIGO (K96, G79) (365) W R
- Schwindel; ALLGEMEIN
VERTIGO; GROUND gives way, as if (11) W R
- Schwindel; BODEN nach, als gäbe der
VERTIGO; OBJECTS seem; move, to; fixed, when (1) W N
Schwindel; GEGENSTÄNDE scheinen; bewegen, sich zu; wenn fixiert
HEAD PAIN; FOREIGN BODY, as if (K186, G154) (6) W
Kopfschmerzen; FREMDKÖRPER, wie durch
HEAD PAIN; PRESSING (K188, G157) (385) W R
- Kopfschmerzen; DRÜCKEND
EYE; PAIN; foreign body, as from (K256, G215) (119) R
- Augen; SCHMERZEN; Fremdkörper, Schmerz wie durch einen

VISION; FOGGY (K279, G235) (188) R
- Sehen; NEBLIG
EAR; ITCHING in (K291, G245) (183) R
- Ohren; JUCKREIZ
EAR; PAIN; electric, like electric sparks (1) W R N
- Ohren, Schmerzen; elektrische Stromstöße; wie durch
FACE; CRACKS; corners of mouth (K357, G301) (49) R
- Gesicht; RISSE, Schrunden; Mundwinkel
FACE; DRYNESS; lips (K364, G307) (177) R
- Gesicht; TROCKENHEIT; allgemein; Lippen
FACE; ERUPTIONS; herpes; lips (K369, G310) (69) R
- Gesicht; HAUTAUSSCHLÄGE; Herpes; Lippen
FACE; HEAT; cheeks (G319) (21) R
- Gesicht; HITZEGEFÜHL; allgemein; Wangen
FACE; PAIN; burnt, as if (8) W
- Gesicht; SCHMERZEN; verbrannt, wie
MOUTH; DISCOLORATION; redness; gums; margins bright red
    (K400,G339)(5) W
- Mund; VERFÄRBUNG; Rot; hell, Zahnfleisch, Ränder
MOUTH; DRYNESS (K403, G341) (337) W
- Mund; TROCKENHEIT; allgemein
MOUTH; DRYNESS; thirst, with (K403, G342) (69) W
- Mund; TROCKENHEIT; allgemein; Durst, mit
MOUTH; ERUPTIONS; vesicles (K429, G364) (131) W
- Mund; HAUTAUSSCHLÄGE; allgemein; Bläschen
MOUTH; ERUPTIONS; vesicles; sore, smarting (K429, G364) (5) W
- Mund; HAUTAUSSCHLÄGE; allgemein; Bläschen; wund, beißend
MOUTH; INFLAMMATION; sore spots (1) W R N
- Mund; Entzündung; wunde Stellen
MOUTH; PAIN; burning, raw, smarting; numbness, with (1) R N
- Mund; SCHMERZEN; Brennend, roh, beißend; mit Taubheit
MOUTH; PAIN; sore (K413, G350) (222) W R
- Mund; SCHMERZEN; wund, geprellt, zerschlagen
MOUTH; SALIVATION; running out of mouth (1) R N
- Mund; SPEICHELFLUß; allgemein; läuft aus dem Mund
TEETH; CONSCIOUSNESS of teeth (1) W N
- Zähne; Bewusstsein, der Zähne
TEETH; LOOSENESS of; sensation; biting teeth together; amel. (1) W N
- Zähne; LOCKERHEIT; Empfindung von; Zusammenbeißen der Zähne; amel.
TEETH; PAIN; General; biting teeth together; amel. (K435, G371) (25) W
- Zähne; SCHMERZEN; Allgemein; Zusammenbeißen, Zähne; amel.
THROAT; DRYNESS (K450, G383) (293) W
- Hals; TROCKENHEIT; allgemein
THROAT; DRYNESS; thirst; with (8) W

- Hals; TROCKENHEIT; allgemein; Durst; mit
THROAT; PAIN; burning; numbness, with (1) **R** **N**
- Hals; SCHMERZEN; Brennen; Taubheit, mit
STOMACH; NAUSEA; morning (K505, G430) (148) **R**
- Magen; ÜBELKEIT; morgens
STOMACH; RETCHING, gagging; brushing teeth (2) **R**
- Magen; WÜRGEN; Zähneputzen agg.
STOMACH; UNEASINESS (K531, G447) (76) **R**
   Magen; Unbehagen
ABDOMEN; DISTENSION; constipation, during (K545, G464) (16) **W**
- Abdomen; AUFTREIBUNG; allgemein; Obstipation, bei
ABDOMEN; DISTENSION; sweets, after (1) **R** **N**
- Abdomen; AUFTREIBUNG; allgemein; Süßigkeiten, nach
ABDOMEN; KNOTTED sensation (14) **W**
- Abdomen; VERKNOTET, Empfindung wie
RECTUM; FLATUS (K617, G527) (273) **W**
- Rektum; FLATUS, Windabgang; allgemein
RECTUM; FLATUS; loud (K618, G528) (42) **W**
- Rektum; FLATUS, Windabgang; allgemein; laut
RECTUM; FLATUS; offensive (K618, G528) (148) **W**
- Rektum; FLATUS, Windabgang; allgemein; stinkend
RECTUM; HEMORRHOIDS (K619, G530) (258) **R**
- Rektum; HÄMORRHOIDEN
RECTUM; PAIN; pressing, pressure; hemorrhoids, with (5) **R**
- Rektum; SCHMERZEN; Drücken, Druck; allgemein; Hämorrhoiden, mit
BLADDER; FULLNESS, sensation of; erections, with (1) **R** **N**
- Blase; VÖLLEGEFÜHL; Erektionen, mit
BLADDER; PAIN; pressing, pressure in; menses, before (1) **R** **N**
- Blase; SCHMERZEN; drückend; Menses, vor
BLADDER; URGING to urinate, morbid desire; night (K652, G558) (120) **R**
- Blase; HARNDRANG, krankhafter; allgemein; nachts
URETHRA; TENESMUS; urination, after (1) **R** **N**
- Urethra; SCHMERZEN; Tenesmus; Urinieren, nach
MALE; ERECTIONS, troublesome; waking him (3) **R**
- Männliche Genitalien; EREKTIONEN, schmerzhafte oder lästige; wecken ihn
FEMALE; DRYNESS; Vagina (K717, G612) (30) **R**
- Weibliche Genitalien; TROCKENHEIT; allgemein; Vagina
FEMALE; ITCHING; Vagina (K720, G614) (71) **R**
- Weibliche Genitalien; JUCKREIZ; Vagina
FEMALE; MENSES; General; daytime only (K724, SIII-520, G617) (16) **R**
- Weibliche Genitalien; MENSES; Allgemein; tagsüber, nur
FEMALE; MENSES; late, too (K727, SIII-547, G619) (191) **W** **R**
- Weibliche Genitalien; MENSES; spät, zu
FEMALE; PAIN; General; ovaries (K731, G623) (170) **R**

- Weibliche Genitalien; SCHMERZEN; Allgemein; Ovarien
FEMALE; PAIN; stitching; ovaries (K742, G630) (52) R
- Weibliche Genitalien; SCHMERZEN; Stechen, beißend; Ovarien
COUGH; AIR; cold; sensation of cold air in throat (1) R N
- Husten; LUFT; kalte; Gefühl von kalter Luft im Hals
COUGH; SPICES, condiments, highly seasoned food agg. (K790, G672) (4) R
- Husten; GEWÜRZE, starke gewürzte Speisen agg.
CHEST; PAIN; stitching (K863, G728) (349) R
- Brust; SCHMERZEN; Stechen
CHEST; PAIN; stitching; inspiration; amel. (2) R
- Brust; SCHMERZEN; Stechen; Einatmung; amel.
CHEST; SWELLING; Mammae; menses; before and during (1) W N
- Brust; SCHWELLUNG; allgemein; Mammae; Menses; vor und während
BACK; PAIN; General; bending; agg.; forward (K895, G753) (5) R
- Rücken; SCHMERZEN; Allgemein; Beugen; agg.; vornüber
EXTREMITIES; ERUPTIONS; Fingers (K996, G832) (78) R
- Extremitäten; HAUTAUSSCHLÄGE; Obere Gliedmaßen; Finger
EXTREMITIES; INJURIES; Hand (1) W N
- Extremitäten; VERLETZUNGEN; Hand
EXTREMITIES; INJURIES; Fingers (28) W R
- Extremitäten; VERLETZUNGEN; Finger
EXTREMITIES; PERSPIRATION; Foot (K1183, G979) (156) W
- Extremitäten; SCHWEIß; allgemein; Beine; Füße
EXTREMITIES; PERSPIRATION; Foot; offensive (K1183, G979) (58) W
- Extremitäten; SCHWEIß; allgemein; stinkend; Beine; Füße
EXTREMITIES; PERSPIRATION; Foot; offensive; cheese,
    Gouda cheese (1) W N
- Extremitäten; SCHWEIß; allgemein; stinkend; Beine; Füße; Gouda
EXTREMITIES; PERSPIRATION; Foot; warm (K1184, G979) (2) W
- Extremitäten; SCHWEIß; allgemein; warmer; Füße
EXTREMITY PAIN; UPPER LIMBS; Shoulder (K1051, G875) (271) W
- Gliederschmerzen; ALLGEMEIN; Obere Gliedmaßen; Schultern
SLEEP; SLEEPINESS (K1248, SIII-82, G1030) (575) W R
- Schlaf; SCHLÄFRIGKEIT; allgemein
SLEEP; SLEEPINESS; daytime (61) W R
- Schlaf; SCHLÄFRIGKEIT; tagsüber
SLEEP; SLEEPINESS; heaviness, with (SIII-109) (12) W R
- Schlaf; SCHLÄFRIGKEIT; Schweregefühl, mit
SLEEP; SLEEPINESS; sitting, while (K1251, SIII-119, G1032) (79) W R
- Schlaf; SCHLÄFRIGKEIT; Sitzen, im
SLEEP; SLEEPLESSNESS; evening; bed, after going to (K1252, SIII-132, G1033)
    (16) W R
- Schlaf; SCHLAFLOSIGKEIT; allgemein; abends; Bett Gehen, nach dem zu
SLEEP; SLEEPLESSNESS; weariness; in spite of weariness (SIII-184) (31) W

- Schlaf; SCHLAFLOSIGKEIT; allgemein; Abgespanntheit; trotz Abgespanntheit
SLEEP; UNREFRESHING (K1254, SIII-186, G1035) (240) W R
- Schlaf; UNERQUICKLICH
SLEEP; WAKING; urinate, with desire to (SIII-214) (16) R
- Schlaf; ERWACHEN; Harndrang
CHILL; NIGHT; bed, in; agg. (K1261, G1041) (20) W
- Frost; NACHTS; agg.; Bett, im; agg.
PERSPIRATION; ODOR; offensive; cheese, like (2) W
- Schweiss; GERUCH; Käse, nach
SKIN; ITCHING (K1327, G1094) (334) R
- Haut; JUCKREIZ
GENERALITIES; FOOD and drinks; cold; drinks, water; desires (K484, SII-233, G414) (156) W R
- Allgemeines; SPEISEN und Getränke; kalte; Getränke, Wasser; Verlangen
GENERALITIES; FOOD and drinks; sweets; desires
   (K486, SII-274, G415) (107) W R
- Allgemeines; SPEISEN und Getränke; Süßigkeiten; Verlangen
GENERALITIES; FOOD and drinks; sweets; desires; soft, and (1) W R N
- Allgemeines; SPEISEN und Getränke; Süßigkeiten; Verlangen, weiches, und
GENERALITIES; FOOD and drinks; tea; desires
   (K486, SII-276, G415) (19) W R
- Allgemeines; SPEISEN und Getränke; Tee; Verlangen
GENERALITIES; HEAVINESS; internally; lead, as of (2) W
- Allgemeines; SCHWERE; Blei, wie von, innerlich
GENERALITIES; INJURIES, blows, falls and bruises
   (K1368, SII-323, G1129) (220) W R
- Allgemeines; VERLETZUNGEN, Stöße, Stürze, Prellungen; allgemein
GENERALITIES; PAIN; pressing; internally (K1382, SII-438, G1140) (201) W R
- Allgemeines; SCHMERZEN; Drücken; innerlich
GENERALITIES; PAIN; wandering (K1389, SII 475, G1146) (162) W
- Allgemeines; SCHMERZEN; wandernd
GENERALITIES; SIDE; right (K1400, SII-590, G1155) (227) W R
- Allgemeines; SEITE; rechts
GENERALITIES; SUDDEN manifestations (SII-616) (59) W R
- Allgemeines; PLÖTZLICHE Manifestationen
GENERALITIES; WEAKNESS, enervation, exhaustion, prostration, infirmity; alternating with; activity (5) W
- Allgemeines; SCHWÄCHE, Entkräftung, Erschöpfung, Prostration, Hinfälligkeit; abwechselnd mit; Aktivität
GENERALITIES; WEARINESS; tendency (K1421, SII-745, G1170) (252) W R
- Allgemeines; ABGESCHLAGENHEIT, Lustlosigkeit; allgemein
GENERALITIES; WEARINESS; tendency; evening; agg.
   (K1421, SII-747, G1171) (16) W R
- Allgemeines; ABGESCHLAGENHEIT, Lustlosigkeit; allgemein; abends; agg.

GENERALITIES; WEARINESS; tendency; sudden (1) R N
- Allgemeines; ABGESCHLAGENHEIT, Lustlosigkeit; allgemein; plötzlich
GENERALITIES; WOUNDS; cuts (K1422, SII-768, G1172) (26) R
- Allgemeines; WUNDEN; Schnittwunden

Kommentar:
Wir, die Autoren, haben lange darüber nachgedacht, ob man unsere beiden Arten von „Vitis", weiß hier und rot dort, auch in der Nomenklatur unterscheiden sollte, - also die beiden auch durch die Signatur der Abkürzungen in den Rubriken des Repertoriums unterscheidbar machen sollte, - also z. B. vitis-w. und vitis-r, oder vitis-fol. (Folia, - für die Blätter) und vitis-fr. (Fructibus, - für die Früchte). Wir haben uns dann aber doch dazu entschieden, dies nicht zu tun, obwohl es logistisch mit einigem Aufwand durchführbar gewesen wäre. Somit muss es zumindest vorerst dem Leser dieser Arbeit und dem arzneilichen Anwender von Vitis überlassen bleiben, bei den einzelnen Symptomen zu suchen, ob es sich um die eine oder um die andere Arznei handelt, indem er z.B. in der vorangestellten Liste oder in den Prüfungstagebüchern nachsieht.

Vitis vinifera in der Praxis –
eine Fallstudie der Rotweintraube [J.W.]

Johanna, 42 Jahre, Sekretärin/Studentin (Sozialarbeit)
Anämie, Erschöpfung, chronische Kopfschmerzen

Äußeres Erscheinungsbild der Patientin:
Johanna trägt stets harmonische Kleidung, mit erdigen Farben, am liebsten Braun- oder dunkle Rottöne. Sie hat leicht herabhängende Oberlider (Ptosis).

„Ich komme zu Ihnen wegen meiner Anämie. Ich bin völlig erschöpft, sehr müde und habe keine Widerstandskräfte mehr.
Dieser Zustand hat sich seit 2 Jahren stetig verschlechtert. Festgestellt wurde eine Anämie vor sechs Monaten.
Seit dem 17. Lebensjahr leide ich unter Psoriasis, besonders an den Ellebeugen, Knien und Fußknöcheln. Ich reagiere immer bei Anspannung und Stress über die Haut. Urlaub, Sonne und Meer entspannen die Haut deutlich."
Klinische Beobachtung:
Die Hautausschläge sind sehr symmetrisch, auf beiden Seiten der Extremitäten sind jeweils exakt gleiche Psoriasiserscheinungen zu beobachten.
„Das mit der Symmetrie passt sehr zu mir. Ich habe gerne Harmonie und Ordnung. Sowohl in der Kleidung als auch in meinem Zuhause.
Die Monatsblutung ist jeweils stark, der Zyklus schwankt seit einigen Monaten. Es ist immer sehr dunkles Blut, auch viele Klumpen. Ich bin sehr dünnhäutig vor den Tagen, weine beim kleinsten Anlass. Am liebsten ziehe ich mich dann zurück. Alle wollen etwas von mir, aber ich möchte in dieser Zeit nichts von den Anderen."

„Vor fünf Jahren habe ich meine Arbeit als Sekretärin aufgegeben. Nun stecke Ich mitten im Studium. Damit habe ich natürlich auch die (finanzielle) Unabhängigkeit von meinem Mann aufgegeben. Seitdem ist es eine Lebenssituation in der es vor allen Dingen zu Druck und Spannungen führt.
Wissen Sie, ich bin sehr ordentlich und seitdem ich studiere muss ich einfach auch mal Dinge liegen lassen weil ich einfach nicht mehr dazu komme.
Das Studium fällt mir nicht so leicht, ich bin wohl die Älteste und muss mich echt anstrengen um alles gut in meinem Kopf aufzunehmen."

Beobachtung:
Während sie erzählt, auch wenn es sehr ernste Dinge sind, muss sie ständig lachen.
„Ich habe das Gefühl ich muss alles 150%ig erledigen. Wenn ich dazu noch das Gefühl habe ich werde bewertet, dann ist es ganz schlimm für mich. Das macht mir natürlich seit dem Studium besonderen Druck. Und wenn ich unter Druck stehe, dann habe ich häufig diese Kopfschmerzen. Es ist dabei ein Gefühl wie wenn der Kopf in einen Schraubstock gespannt würde.

Mein Mann, der kann sich gut abgrenzen. Wir haben häufig Schwierigkeiten wer für was zuständig ist. Es ist ein ewiges Gezerre, aber ihn scheint das alles wenig zu belasten. Ich habe nun mal gerne eine harmonische Umgebung und streite auch sehr ungern.

Kindheit/Biographie:
„Meine Eltern führten eine fürchterliche Ehe. Vater war Bergmann. Er war Alkoholiker und es gab auch viel Gewalt zu Hause. Er hat Mutter geschlagen. Meine Rolle war die Ausgleichende, eine Vermittlerin zu sein. Als ich sechzehn wurde kam es zur Scheidung meiner Eltern. Meine Schwester und ich blieben bei meiner Mutter. Ich war dann erst wieder zur Beerdigung bei meinem Vater. Meine Mutter war hart, sie hat immer gekämpft, auch für eine bessere Welt. Ihre eigenen Bedürfnisse hat sie meistens unterdrückt. Dabei war sie sehr verbittert. Aufgaben hat sie meistens delegiert und an mich (ich war die Ältere) weitergegeben. Auch Verantwortung hat sie gerne an mich weitergegeben. Lebensfreude durfte nie sein. Alles was Spaß machte durfte nicht sein. Ich bin dann auch früh von Mutter weggegangen und habe versucht selbständig zu sein und mein eigenes Geld zu verdienen (mit 17 Jahren)."

Ängste:
„Zu Streiten, was geschieht dann, jemanden zu verlieren.
Dunkelheit – Alleinsein.
Höhe, ich kann nicht von oben herunterschauen."

„Kinder wollt ich nie, dafür war meine Kindheit zu schlecht. Jetzt bin ich traurig, denn nun ist die Zeit dafür wohl vorbei.
Ich kann sehr gut Zuhören. Das macht mir allerdings manchmal auch zu schaffen, denn ich höre die Signale der anderen und fühle mich meistens verantwortlich für mein Gegenüber. Ich höre was dahinter steckt und das macht mir oft Schwierigkeiten. Auch bei meiner Mutter habe ich immer darunter gelitten. Ich fühlte mich für ihr Glück verantwortlich."

„Im Herbst 1994 hatte ich einen Bandscheibenvorfall (HWS). Seitdem begleiten mich häufige Rückenschmerzen."

Verlangen
Speisen: „Süßigkeiten, Kartoffeln, Fleisch. Ich esse generell sehr gerne. Das ist meine Form von Belohung, besonders mit Süßigkeiten. Ich bin ein Genussmensch.
Getränke: Tee, Rotwein."

Abneigungen
„Muschel, Meerestiere, Fisch, Milch."

Temperatur
„Ich habe schnell kalte Füße.

Momentan habe ich in der Nacht häufig Schweißausbrüche."

Verdauung
„Ich habe meistens Verstopfung und muss mich echt anstrengen um zum Erfolg zu kommen."

Träume
„Ein Traum fällt mir auf Anhieb ein. Sie müssen wissen, ich habe keinen Führerschein und kann also kein Autofahren. Mir war das immer zu unangenehm mit dem Autofahren, weil man immer mehrere Dinge gleichzeitig machen muss. Also in dem Traum kann ich dann plötzlich Autofahren. Ich bin dann richtig umhergefahren mit dem Auto, aber am Ende schweiß gebadet erwacht."

Analyse und Verschreibung

Als ich die Erstanamnese dieser Patientin erhoben habe, hatte ich noch kein gutes Bild von Vitis vinifera, auch waren zu dieser Zeit noch keine Repertoriumsrubriken erstellt.
Viele Themen erinnerten mich in diesem Fall an Sepia (keine Widerstandskräfte, Meeresbezug - Abneigung Fisch, Psoriasis > am Meer - schwierige Vaterbeziehung, Perfektionismus, Abgrenzungsschwierigkeiten, Weinerlichkeit vor der Menses etc.).
Auch Magnesium-Themen tauchten auf (Scheidungskind, kann nicht Streiten, Angst jemanden zu verlieren, Harmoniesucht).
Doch weder für Sepia, noch für dir Verordnung einer Magnesium-Verbindung konnte ich mich durchringen.
Es war die starke Polarität zwischen den Themen von Perfektion, Harmonie und Symmetrie (so wie die Reben kultiviert und angebaut werden) und dem „Genussmenschen" der sich belohnen muss, die mich zum ersten Mal an die Prüfung der Rotweintraube denken ließen.
Die der Sepia ebenfalls ähnliche Problematik in der Abgrenzung, trat als eine Heilreaktion bei mehreren Vitis-Probanden auf. Sie konnten sich besser abgrenzen und haben die Dinge gelassener gesehen. Am deutlichsten drückte das die Prüferin Nr. 12 in ihrem Tagebuch aus: "In meiner Familie und meinem Berufsleben gibt es immer sehr viele Aktivitäten. Auf der einen Seite mag ich diese Aktivitäten, auf der anderen Seite überkommt mich dabei eine Art Überforderungsangst. Angst es nicht schaffen zu können, die Dinge nicht unter Kontrolle zu haben. Dann falle ich gewöhnlich in eine gewisse Depression, die ich aber nach Außen hin nicht zeige. All diese Abläufe sind in diesem Jahr dank der Prüfarznei ausgeblieben und alles ist sehr gut verlaufen! Ich nahm alles viel gelassener, die Dinge liefen zufrieden stellender."
Der Traum vom Autofahren gab einen weiteren, entscheidenden Impuls für meine Verordnung von Vitis vinifera. Beim Autofahren hat die Patientin Angst, was passiert wenn mehrere Dinge gleichzeitig zu tun sind (Furcht vor Kontrollverlust?).
Mit dem Auto waren sowohl die Prüfer während der Weiß- als auch der Rotweinprüfung häufig (oft sehr gefährlich!) unterwegs. Prüferin Nr. 10 träumte z.B.: „ Als wir wegfahren wollen, sehen wir, dass unsere Vorderräder abmontiert sind und an der Radaufhängung

etwas verdreht ist. Mein Mann tritt in Aktion und bekommt vom Sohn des Bauern geholfen. Mir kommen Bedenken ob wir diesen Berghang überhaupt heil mit unserem Bus wieder hinunter kommen." (Die Patientin kann nicht von oben herabschauen!!).

Für Vitis sprachen auch noch die drückenden Kopfschmerzen. Sie hatte das Gefühl als ob der Kopf in einen Schraubstock gespannt wird (In der Weinherstellung werden die Trauben oft in alten Holzpressen mit enormem Druck zerquetscht!).

Verordnung: Vitis vinifera C 30 (roter Spätburgunder)

Follow up 1, nach 6 Wochen

„Ich kann mich sonst ja kaum sehr ausführlich an meine Träume erinnern. Aber diesmal waren da wirklich seltsame Träume.
Dazu bin ich völlig ungewöhnlicher Weise bei jeder kleinsten Kleinigkeit ausgeflippt und wütend geworden."
Traum: „Ich hatte meine Mutter im Arm wie ein kleines Kind, sehr beschützend. Vater ging dabei immer Außen herum (bedrohlich). Ich habe stets versucht zu ihm den Blickkontakt zu halten. Ich dachte das geht nicht mehr lange gut, dann bin erwacht."

„Bei vielen Anlässen bin ich sehr wütend geworden. Da kam eine Wut hoch, die muss schon sehr alt sein. Ich hatte auch Lust zu schlagen, auf jemanden der mir quer kommt einfach einzuschlagen."

Traum: „Mein Ehemann ist ertrunken. Ich wollte ihm helfen, doch ich kam zu spät."*(Diesen Traum erzählt Johanna recht nüchtern, und irgendwie mit der Botschaft, nun da war ich halt zu spät).*

Traum*: Nur ein Traumfetzen:* „Eine Bombe (Atombombe) ist explodiert."

„Insgesamt bin ich mehr an meiner Energie.
Ich habe zum ersten Mal in meinem Leben erlebt, mal auf der anderen Seite zu stehen. Ich konnte zum ersten Mal verstehen wie sich mein Gegenüber fühlt (mein stets drohender Vater)."

„Die Kopfschmerzen waren deutlich weniger, sie waren nur 1x schlimm als meine Mutter zu Besuch kam.
Ich musste meine Mutter zeitlebens immer beschützen. Wenn ich mit ihr zusammen bin, dann komme ich mir immer vor, wie ein Fisch auf dem Trockenen."

Analyse/ Strategie
Die Energie ist deutlich besser geworden, ihre Kopfschmerzen sind seltener aufgetreten. Sie ist mehr an ihrer Lebensthematik und kann zum ersten Mal die „andere Seite" sehen. Alles deutet auf

einen guten Therapiestart hin.
Also keine Verordnung, abwarten.

Zwischenzeitliches Telefonat (8 Wochen nach erster Einnahme der C 30), die Energie hatte deutlich nachgelassen.

Verordnung: Vitis vinifera C 200

Follow up 2, 4 Wochen später (nach C 200)

„Ich habe wieder erstaunliche Träume gehabt. Ich habe viele Dinge getan die ich sonst gar nicht kann. Zum Beispiel. Habe ich im Traum auf einer Bühne gestanden und im Chor gesungen (ich kann doch gar nicht singen!!).
Diesmal ging es nur um mich in den Träumen.
Ich habe das Gefühl ich bin näher an mir selbst. Ich habe wieder deutlich mehr Energie als vor der ersten Einnahme.
Mein Monatszyklus ist auch weiterhin verkürzt (alle 21 Tage). Die Blutung ist noch stark, aber schneller vorbei.
Mit der Haut (Psoriasis) geht es auf und ab, da kann ich keine Besserung feststellen.

Ich habe einfach das Gefühl mehr Kraft zu haben.

Ich werde auch weiterhin schneller sauer. Ich habe immer noch das Gefühl ich könnte schlagen. Es tut so gut es rauszulassen."

Traum: „Ich bin mitten durch die Stadt geritten. Ein wunderbares Gefühl zu reiten, obwohl ich das doch auch überhaupt nicht kann!!). Als ich dann ankam, wusste ich nicht wie ich dieses Pferd behandeln musste. Es war ein großes, dunkles Pferd."

Analyse/Strategie
Das Johanna auf einem Pferd mitten durch die Stadt reitet und dabei ein wunderbares Gefühl hat, lasst vieles erahnen und auf weitere Befreiung ihrer innewohnenden Kräfte hoffen.
Anfangs war sie zwar sehr verwundert und auch verängstigt, doch nun scheint es ihr wirklich gut zu tun an ihre „Energien" (Libido) zu kommen.

Also Abwarten, keine Verordnung.

Follow up 3, 10 Wochen nach Vitis C 200

„Es ging nicht mehr so extrem rauf und runter."

„Ich habe zum ersten Mal in meinem Leben bemerkt, dass ich sexuelle Bedürfnisse habe. Ein wirklich völlig neues Gefühl für mich. Auf der Seite meines Mannes war

immer die Lust und ich hatte nie welche. Ich habe ihn damals geheiratet und dachte das ist halt normal so. Vor meinem Mann hatte ich zwar einige „One-Night-Stands", aber die habe ich nur gemacht um Kontakt zu haben. In der Sexualität gab es immer nur Schuldgefühle für mich.
Als ich etwa 10 Jahre alt war, begann eine Zeit in der es Missbrauch durch meinen Vater gab.
Mir wird klar, dass ich da etwas in mir völlig unterdrückt habe."

„Seit der letzten Arzneieinnahme hatte ich überhaupt keine Kopfschmerzen mehr. Ich bin nun fest davon überzeugt, dass die Kopfschmerzen mit der unterdrückten Sexualität zu tun hatten."
„Das einzige was ich in letzter Zeit noch spüre, ist ein Dröhnen im Kopf wenn ich sauer bin."

„Was mich im Moment sehr wütend macht ist die depressive Seite meines Mannes. Da bleibt soviel meiner Energie wenn ich versuche ihn da herauszuholen."

„Zur Sexualität hatte ich während den letzen Wochen mehrere Träume, einmal ging es auch um Vergewaltigung."
Traum: „Meine Freundin wurde vom ihrem Freund vergewaltigt. Im Traum frage ich sie warum sie sich den wehre? Sie sagt daraufhin das ist halt so und lässt es einfach geschehen. Dann kam ihr Freund aus dem Zimmer und ich empfand es als Bedrohung, dass er das nun auch mit mir machen könnte. Dann bin ich erwacht."

Menstruation
Weiterhin alle 21 Tage, die Blutung bleibt stark, aber weniger lang anhaltend.

Schlaf
Deutlich entspannter.

Analyse/Strategie
Ich war natürlich begeistert. Es ist enorm was sich hier - angedeutet durch den vorangegangen „Pferdetraum" – in der Patientin für Veränderungen ergeben haben. Ich habe sie während der Therapie nie direkt auf ihre Sexualität angesprochen, all diese Dinge hat sie Stück für Stück aus sich alleine heraus „erarbeitet." Auch ihren Missbrauch scheint sie aufzuarbeiten, alles in einem Maße, wie es für sie und ihr Umfeld bisher gut zu tragen ist.
Die depressive und – aus den Beschreibungen der Patientin – festgefahrene Struktur ihres Mannes, machen mir etwas Sorge ob einer gemeinsamen Weiterentwicklung.

Weiterhin keine Verordnung, abwarten.

In den folgenden sechs Monaten tauchten dann einige Turbulenzen auf, besonders auf der körperlicher Ebene. Zuerst eskalierte der Blutdruck. Sie sprach von „Dampfkochtopfgefühlen" und einem unheimlichen Druck in dem sie sich zwischenzeitlich befinde. Ihren Emotionen folgend

besuchte sie ein Seminar „Tao & Sexualität.". *Ihre Ehe wurde auf eine harte Probe gestellt, hat aber die Wandlungen überstanden und ist auch heute noch existent (Beobachtungszeitraum 3 Jahre).*
Sie Streiten heute wesentlich konstruktiver. Es ist ein Geben und Nehmen.

Als nächste Krise ist dann ihr Blutzucker entgleist. Sie gestand dann auch, dass sie seit Jahrzehnten immer abends zum Einschlafen noch eine spezielle Portion Süßigkeiten gegessen habe. „ Es gehörte zu meinem Einschlafritual Süßes zu essen." Das Prinzip der Belohnung (s. Erstanamnese) funktionierte nun nicht mehr. Aufgefallen war das Ganze durch einen nicht heilenden Hautausschlag, ein Wundsein unter beiden Brüsten. Johanna hat dann eine zuckerfreie Diät begonnen und innerhalb kurzer Zeit viele Kilos an ihrem Gewicht verloren.
Während dieser Zeit hat die Patientin 2x die C 1000 von Vitis vinifera erhalten.

Die körperliche Krise habe ich innerhalb des Prozesses sehr kritisch gesehen und ich war mir nicht immer sicher ob Vitis auch weiterhin das richtige Mittel dieser Patientin ist.
Doch im weiteren Verlauf (Beobachtungszeitraum 3 Jahre) haben sich sowohl der Blutdruck als auch der Blutzucker auch ohne Allopathika absolut stabilisiert. Ja durch ihr Abnehmen hat die Patientin nun auch „äußerlich" (physisch) eine neue Form und Attraktivität erhalten, worüber sie sehr erfreut ist.

Was sich gehalten hat, ist die Tendenz „auszuflippen" wenn sie nicht wahrgenommen wird. Dies spiegelte sich dann auch wieder in einem späteren Traumbild. Hier geht es um ihren Platz in der Familie (n-„System"):

„Der Traum spielt in der Küche meiner Eltern. Es ist ein Tisch gedeckt für vier Personen. Alle Plätze waren aber besetzt. Jemand aus der Nachbarschaft saß an meinem Tisch. Diese Person sah aus wie meine Mutter und auch wie die Schwester meines Vaters. Ich wurde fruchtbar wütend darüber, dass sie meinen Platz eingenommen hat. Ich habe ihr den Teller weggenommen, doch sie war immer wieder da. Ich habe sie dann so angeschrieen, wie ich noch nie in meinem Leben geschrieen habe."

Analyse/Strategie
Für 3 Jahre war Vitis vinifera eine wunderbare Arznei für diese Patientin. Vieles hat sie aufgeräumt und geklärt in ihrem Leben, bis hin zur Ordnung in ihrer Familie. Es gibt keine Anämie und auch keine Kopfschmerzen mehr. Es ist ihr gelungen aus ihrer Unterdrückung auszubrechen und sich und ihre Emotionen mehr zu leben. Eine Geschichte wie wir sie sonst oft von Sepia, Carcinosinum oder den Magnesium-Salzen hören.
Sie hat zu Energie und Vitalität zurückgefunden, wie sie lange nicht mehr oder vielleicht noch nie von ihr in dieser Form gekannt wurden.
Den größten Gewinn hat sie jedoch durch ihre Träume erfahren. Meistens haben diese eine bevorstehende Veränderung angedeutet. Wie sooft wenn eine Arznei uns tief berührt, sind es die Träume die uns leiten und wenn wir auf deren Stimme hören und uns von ihnen an die Hand nehmen lassen, so führen sie behutsam ein Stück näher zu unserem wahren Selbst.

Ideen zu Vitis

Haltsuche, Gezähmtheit und Ausschweifung [P.K.]

Wie schon erwähnt, waren es Signaturen in den Träumen unserer Vitis-ProbandInnen, die uns den Weg zum Erkennen der geprüften Arznei wiesen: Vitis selbst auf der Traumbühne, gleichsam der Regisseur verdeckt in der Rolle des Schauspielers, - eine im Rahmen von Arzneimittelprüfungen immer wieder beobachtete Tatsache! Diese beiden Träume eines Träumers nennen die geprüfte Arznei beim Namen und thematisieren gleichzeitig etwas, das Grundidee von Vitis vinifera sein könnte: die **Suche nach Halt**.

Nacht: Ich träumte, dass ich mit dem Auto fahre (neben mir eine Freundin). Ich fahre zu gefährlich (reagiere darauf aber nicht) und an einer Kurve stürzen wir über die Straße. Wir fliegen aus dem Auto und stürzen einen Hang hinunter. Die Freundin hält sich an mir und ich bremse unsere Geschwindigkeit, indem ich mich immer wieder an Sträuchern klammere und so können wir uns unversehrt retten. (6m/10 [letzter Einnahmetag])

Traum: Meine Mutter fährt mit dem Auto und muss plötzlich fest abbremsen. Ich werde aus dem Auto geschleudert und fliege ziemlich weit: Unter mir sind Weinreben mit ihren parallelen Gittern angeordnet und ich denke im Flug, wie ich wohl stürzen werde. Ich versuche, möglichst ohne Schaden anzukommen, d.h. ich stürze auf die Weinreben und bremse mit der linken Hand. Als ich ankomme, merke ich fast keine Verletzung, außer an der linken Hand eine Schnittwunde. Ich werde ins Krankenhaus gebracht, meine Mutter fährt zu langsam und zu ungeschickt; dahinter ist mein Vater, der ziemlich sauer über meine Mutter ist und das Steuer übernehmen will. (6m/19N)

Im Sich-Anhalten der Freundin am Träumer und Sich-Anklammern des Träumers an den Sträuchern des Straßenrandes erfahren beide im ersten Traum Rettung. Im zweiten Traum sind es die „in parallelen Gittern" (in der Nachanamnese meint er die Haltedrähte) angeordneten Weinreben, die seinen Schleuderflug – wenn auch mit Verletzung – bremsen.

Vitis vinifera ist eine Kletter- und Rankepflanze (siehe das Kapitel: „Die Pflanze Vitis vinifera"!), - wie übrigens auch viele andere Pflanzen unserer Materia Medica, u. a. auch Humulus lupulus, der Hopfen! - Die Tabelle 2 zeigt eine Auswahl:

\	Kletterpflanzen in der Homöopathie
actin.	actinidia chinensis
bani-c.	banisteriopsis caapi
bry.	bryonia cretica (- dioica)
bry-a.	bryonia alba
calam.	calamus aromaticus (acorus calamus)
cocc.	cocculus indicus
coloc.	colocynthis
cuc-p.	cucurbita pepo
cund.	cundurango
cur.	curare
cusc.	cuscuta europaea
dulc.	dulcamara
elat.	elaterium officinarum
gels.	gelsemium sempervirens
hed.	hedera helix
ign.	ignatia amara
luf-op.	luffa operculata
lup.	lupulus humulus
lupin.	lupulinum
mom-b.	momordica balsamica
passi.	passiflora incarnata
phase.	phaseolus nanus
phase-vg.	phaseolus vulgaris
pip-n.	piper nigrum
pis-s.	pisum sativum
rhus-r.	rhus radicans
sars.	sarsaparilla officinalis
vitis	vitis vinifera

Tabelle 2

Es fällt auch der Zusammenhang zwischen dem Anhalten und den vielen bei unseren Probanden beobachteten Schwindelsymptomen auf. Auch Cocculus indicus scheint in dieser Liste der Kletterpflanzen auf!

Das Organ, mit dem wir in erster Linie Halt im Leben suchen, ist die Hand. Auffallenderweise ist im Rahmen unserer beiden Vitis-Prüfungen oftmals das Thema von Verletzungen der Hand oder der Finger aufgetreten, in der österreichischen Weißwein-Prüfungen vor allem in den Träumen, bei Jürgen Weiland als reales Geschehnis.

Es liegt nahe, diese oben zitierten eindrucksvollen Traumbilder, die den äußeren Halt zum Gegenstand haben, nach innen zu projizieren: Der Halt im Außen wird zur inneren Haltung.

Die Signatur der Weinrebe trägt – von südlichen Regionen abgesehen, wo es auch das freie, nicht hochgezogene Wachstum des Weins gibt – die Züge von Disziplinierung und „Zähmung", bedingt durch die Interaktion mit dem kultivierenden Menschen: Wachstum in Reih und Glied, - hochgebunden (heißt in der Weinsprache: „Hochkultur"), aufgebunden[20], aufgeknüpft, - rigoros beschnitten, die wilden Triebe ausgegeizt, um der Pflanze jenes Wachstum, jene Wuchsform aufzuzwingen, die besten und reichsten Ertrag bringen soll. Das Weinvokabular verwendet in diesem Zusammenhang das Wort „Erziehung[21]". Das Bild eines verkrümmt-verkrüppelten, verknoteten, verwachsenen, vieläugigen Stückes Rebholz demonstriert bisher gesagtes sehr deutlich[22]. Der Weinboden muss karg, nicht zu „fett", darf nicht zu humushältig sein. Außerdem werden Hochkultur-Weinstöcke künstlich unter Stress gehalten, um die Nahrungskonkurrenz zwischen den einzelnen Pflanzen zu vergrößern. Dies soll die Qualität der Trauben verbessern: Je weniger Trauben, desto größer der spätere Genuss!

Doch das „Wilde" im Wein ist noch da: In unserem (Wein-)Kulturkreis ist es die „Unterlagsrebe", notwendig geworden durch den seit dem 19. Jahrhundert in unsere Breiten eingeschleppten Befall mit der (Wurzel-)Reblaus. „Wilde" Säfte strömen so in die hochkultivierten „niveauvollen" aber störungsanfälligen Spezialpflanzen hinauf..

Somit trägt der Wein – wie auch schon in der Einleitung ausgeführt - geradezu menschliche Züge. Man spricht weinhistorisch auch von einer zunehmenden „Individualisierung" und von einer „Persönlichkeit" des Weins („Man trinkt den Winzer."). Den Charakteren von Weinen werden in fast schwärmerischer Manier menschliche Züge verliehen: Vom „feingliedrigen", „aufgeschlossenen", vom „animierenden" und „verspielten", „zugänglichen" und „sympathischen" Wein ist da z. B. die Rede, auch vom „schönen Essensbegleiter". „Mit Reben sprechen", lautet ein Beitrag von Peter Gutting über den Besuch in einem Demeter-Weingut (Zeitschrift „Schrot & Korn" 10/2002), - und vom „achtsamen Dialog mit Boden und Reben" ist da die Rede. Noch ein Zitat des Winzers Hartmut Heintz: „In einem

---

[20] Die etymologische Bedeutung von „Vitis" (wie übrigens auch der Weide!) kommt laut Genaust von der indogermanischen Wurzel „ueit", was so viel heißt wie „biegen", „winden".

[21] „Bereits im ersten Jahr ist zu überlegen, welche Erziehungsform gewählt werden soll." (Wunderer)

[22] Im Tierreich ist es der Hund (Lac caninum!), der dieser Kultivierung des ehemals Wilden – und auch in seinem sonstigen Verhaftetsein mit der Geschichte der menschlichen Entwicklung - am nächsten kommt.

guten Wein schmecken Sie die Landschaft und die Menschen, die darin leben ..."

Eine spezielle Spielart der Hochkultiviertheit ist gesteigertes (soziales) Verantwortungsbewusstsein. Erste klinische Erfahrungen mit Vitis vinifera (J. W., siehe das kasuistische Kapitel in diesem Buch!) zeigen Vitis-Patienten als Menschen, die hochverantwortlich (ähnlich Aurum oder Carcinosinum) im Leben stehen. In dieser Haltung scheint Vitis aber mehr dem Staphisagria zu ähneln, indem es dabei dazu tendiert – mehr als wir das von Aurum erwarten dürfen – mit zurückgestellten Ego-Ansprüchen durchs Leben zu gehen.

Unter diesen Aspekten der Weinrebe, der menschlich-soldatische Qualitäten mehr oder weniger aufgezwungen werden, bzw. der Pflanze, die sich solches aufzwingen lässt, die ihre ursprüngliche Wildheit hintanhält, ja geradezu opfert, um Hochkultur zu ermöglichen, mögen dem, der die Signatur ernst nimmt, bisher aufgezeichnete Vitis-Symptome verständlicher und sinnhafter erscheinen: Die auffallenden, bunten, mannigfaltigen Tierträume als das Entfesselte in uns, die impulsiven Befreiungsschläge unseres Probanden 13m – sowohl im Psychischen wie auch in der Flatulenz! - als das Hervorbrechen der „wilden Triebkraft", des Animalischen, bislang mühsam Zurückgehaltenen? ...

Wer den inneren Halt im Leben verloren hat, wer „schwindlig" durchs Leben geht, mag ihn stellvertretend im Außen, in der Droge (z.B. im Wein) suchen und finden. Auch der an von außen herangetragenen Disziplinierungsansprüchen gescheitert ist, mag in die Suchtkrankheit ausweichen, zum Alkoholiker werden. Nicht immer stehen aber die Weinstöcke in unseren Weingärten in Reih und Glied. In einer alten Darstellung einer – wenn man so will – verspielten Wuchsform einer Weinrebe[23] wächst diese Pflanze dreist durch die Lücke eines benachbarten Baumes, - ein gegenüber dem Militärischen fast versöhnliches Bild, das von mancherlei Möglichkeiten unserer Vitis-Pflanze zeugt, die es auch homöopathisch noch zu entdecken gilt.

Nonnos beschreibt in seiner Dionysiaka[24] die Weinrebe (und ihre „Anlehnung an andere Pflanzen") mit üppigsten Wortrankungen:

„... ; und gänzlich leuchteten andre
Schwärzlich blau wie Teer und machten mit rankenden Trauben
Trunken die nahen Oliven mit ihren schimmernden Früchten. ..."

So einfach wie mit der soldatisch-verkrüppelten Triebunterdrückungs-Signatur dürfen wir es uns offensichtlich doch nicht machen. Vor allem dürfen wir unser

---

[23] „Von mancherlei Natur und Eigenschaften der Weinstöck": Holzschnitt aus dem 14. Jh. von P. Creszenzi, aus „12 Bücher über den Nutzen des Landbaus".
[24] Nonnos, Dionysiaka 12, 292ff., aus Rätsch, Heilkräuter der Antike

Vitis-Bild nicht auf diese Seite der Medaille reduzieren. Haben wir also bisher zu sehr auf Dionysos, auch auf die aphrodisiakische Seite des Weingenusses (Rätsch), vergessen? Das bisher „wild" genannte müsste somit noch um Begriffe, die mit der signaturhaften „Ausschweifigkeit" der Weinranken zu tun haben, erweitert werden. Dieses Bild von Vitis beschreibt sehr „blumig" Pelikan in seiner Pflanzenheilkunde: „..., willkürliches Schweifen, spielerisches Winden und Greifen, waagrecht sich breitende Blätterhände, üppiges Schwellen, lastende, hängende Trauben ... spielerische Phantasie ...". Auch diese Anteile – in nicht unterdrückter oder sublimierter Form – wollen homöopathisch beachtet werden!

Wir gehen davon aus bzw. wir sind überzeugt davon, dass es zum tieferen Verständnis von Vitis als homöopathischer Arznei notwendig ist, keine allzu simplen, monokausal-psychologischen Konstruktionen walten zu lassen, was impliziert, dass auch einmal eine (noch) unverstandene Gegensätzlichkeit nebeneinander stehengelassen bleiben darf.

Vitis – Alcoholus – Vinum ?
Was weiß die Rebe vom Wein ? [P.K.]

Ist die Wirkung einer Arznei durch ihre Bestandteile erklärbar? Unseres Wissens harrt diese innerhomöopathisch relevante Frage noch einer Klärung, obwohl z. B. Jan Scholten mit seiner homöopathischen Systematik des Periodensystems der Elemente zumindest teilweise Antworten gibt. Aus meiner Sicht ist die Wirkung einer homöopathischen Arznei NICHT vollständig aus der Kenntnis der Wirkungen der einzelnen Komponenten ableitbar, - so wie auch ein Mensch nicht durch die Addition der Funktionen seiner Organe erklärbar ist. Es ist offensichtlich, dass wir hier an eine philosophische Frage stoßen, die das „Wesen", die „Essenz" (Vithoulkas), den „Geist" einer Arznei zum Thema hat.

Also: „Vinum" ist NICHT gleich „Vitis" plus „Alcoholus"! Aber: In Vinum müssten Symptome von Alcoholus und Vitis nachweisbar sein, - es müsste sich zumindest eine Spur verfolgen lassen. Von diesen drei Substanzen ist (nunmehr!) lediglich Vitis homöopathisch geprüft. Vinum findet sich in der homöopathischen Literatur zumeist nur als Antidot, und Alcoholus-Symptome entstammen Versuchen mit substantiellen Dosen sowie Vergiftungs- und Alkoholismus-Symptomen. Somit erscheint diese mögliche Spurensuche in Ermangelung von systematischen Grundlagen von vornherein aussichtslos.

Viel verlockender erscheint es aber – und es ist auch nach Aufdeckung der geprüften Arznei immer wieder passiert – einzelnen Symptomen unserer Vitis-Prüfung das, was wir vom Wein und seinen Wirkungen wissen, im Sinn eines „Aha-Erlebnisses" zugrundezulegen, - z. B. bei den Schwindel- oder

Kopfschmerzsymptomen oder bei den tierbesetzten Träumen (siehe auch später!), bei denen man an das Alkoholentzugsdelir denken kann. Aus der klinischen Erfahrung wissen wir, dass bei diesen Patienten angstmachende Tierphantasien und –visionen („Elementarhalluzinationen") auftreten, z. B. Käfer, Ratten, schwarze Katzen oder Bären. Im Wissen um die Resultate unserer Vitis-Prüfung erscheint es unumgänglich, die Frage zu stellen, ob diese Tierbilder auch bei den Enzugssymptomen von notorischen Schnaps- oder Biertrinkern oder eben nur bei Weintrinkern auftreten, was als Hinweis zu deuten wäre, dass hier – im unpotenzierten, toxischen Bereich! echte Vitis-Symptome ein solches Delir begleiten. Allerdings konsumieren chronisch Alkoholkranke in der Regel verschiedene Arten von alkoholischen Getränken, „trinken durcheinander", sodass hier eine Antwort offenbleiben muss. - Auch das Thema der Halt-Suche lässt an den haltlosen (Wein?-)Trinker denken, der nicht nur im übertragenen Sinn sondern häufig auch sehr unmittelbar – z. B. an einem Laternenmast – Halt sucht.

Ohne die Weinrebe und ihre Früchte, die Trauben, gäbe es nicht den Wein (und in dieser Welt wäre dadurch manches anders?!), - aber es gäbe sehr wohl alkoholisch berauschende Getränke ohne Vitis vinifera! Eine Frage, die aus dem Publikum (Friedrich Dellmour) im Anschluss an unsere Vitis-Präsentation beim Weltkongress in Sibiu – wohl auch als Erklärungsversuch für Alkoholerinnerungen in unseren Vitis-Symptomen - gestellt wurde: „Weiß" die Pflanze Vitis von ihrer späteren Verwendung als Wein, - so wie Sepia vom Meer „weiß"? - Vielleicht gibt es ein „Feld", das die Informationen „Weinrebe" und „Wein" in mehreren Richtungen aneinanderkoppelt, - möglicherweise auch über die Erfahrungen und Informationen, die beim einzelnen Arzneiprüfer zusammenlaufen? Dellmour stellt die (derzeit noch unbeantwortbare) Frage, ob bei Menschen, die noch nie mit Wein in Kontakt gekommen sind, andere Prüfungssymptome zu beobachten wären als bei solchen, die die Information „Wein" mit vielen zugehörigen Assoziationen „abgespeichert" haben. Meine (P.K.'s, damals schriftliche) Antwort wies darauf hin, dass hier eine (ohnehin schon komplizierte) Sache nur noch komplizierter zu werden drohe: Denn was ist nicht mit allem, was wir je im Leben erfahren haben, "verschaltet"? Müssten einige Menschen dann nicht, wenn sie z B ein metallisches Element prüfen, auch Prüfungssymptome aller möglichen Legierungen und (ihnen bekannten) Anwendungen dieses Metalls produzieren können? Für mich sieht es so aus, dass es ohnehin schon komplex genug ist, was so eine Substanz alles an "Geschichte" mitbringt, einfließen lässt (Sepia z. B. die Information "Meer")[25]. ... Und wahrscheinlicher ist es für mich, dass die Substanzen selbst das "Wissen" um ihre Bestimmungen, Verwendungen ... mitbringen, - dass also z. B. in Vitis die "Potenz" enthalten ist, sich besonders gut zur Herstellung eines berauschenden Getränks (des

---

[25] Für das diskutierte Phänomen gibt es gerade bei Vitis eine banale Erklärungsmöglichkeit: Pelikan beschreibt in seiner „Pflanzenheilkunde", dass die die Traube zur Gärung bringenden Hefesporen der Beerenhaut aufsitzen: „Um die Weinbeere herum wartet also schon, was sie zur Gärung bringen will."

Weines) zu eignen. Vielleicht schließen sich auch beide Thesen nicht aus?

Aus den alten Quellen wissen wir, dass im Rahmen der dionysischen Rituale unvergorener Weinsaft (des wilden Weins!) getrunken wurde. Gibt es also doch eine berauschende Vitis-Komponente jenseits des Alkoholgehalts des Weines?

Tiere und Vitis [P.K.]

Die „Arche Noah" Vitis, die schon beschriebenen Tierträumen unserer ProbandInnen, haben wir schon anhand des Alkoholentzugsdelirs zu erklären versucht. Hier drängt sich aber noch eine andere Idee auf, die auf die Mythologie verweist: Der „schamanische" Gott Dionysos besitzt Tierhilfsgeister bzw. kann Tieridentitäten annehmen (Rätsch): Panther, Luchs, Löwe, Tiger, Delphin, Schlange, Stier, Bock. Dass Tierbilder in unseren Träumen für den „Wildgebliebenen" Anteil in uns stehen können, wurde bereits erwähnt[26], - und dass Vitis – Wein – diese häufig verdeckten Qualitäten unseres Seins freizusetzen vermag, zeigt nicht nur die Erfahrung mit dem Rebensaft „in Urtinktur", sondern auch unsere Arzneiprüfung.

Was sucht ausgerechnet der Dachs in den Vitis-Träumen von Probandin 1w? Aus dem Kommentar eines Hörers meiner Vorlesung (P.K.), der lang Dachse beobachtet hat, erhielt ich hierzu folgende Informationen und z. T. signaturhafte Assoziationen: Dachse legen gern ihre Höhlen in jenen Böden an, auf denen auch Weinbau betrieben wird. Zudem essen sie neben anderen Früchten insbesondere Weintrauben leidenschaftlich gern. Dachse sind hochkultiviert, was die Deponierung ihrer Ausscheidungen angeht, - man spricht hier auch vom „Dachsklo". Andererseits gilt der Dachs als mürrisch-grantiges Tier, das sich auch höchst aggressiv gebärden kann ...

Vitis-Resonanz bei Bier- oder Weintrinkern [P.K.]

Es war für uns eine interessante Frage, ob eine Prüfsubstanz, von der zumindest ein Sekundärprodukt im alltäglichen Leben unseres Kulturkreises (nämlich der Wein) eine so große Rolle spielt, bei Menschen, die eine bestimmte

---

[26] Dazu Aeppli: Tiersymbole vermögen die Richtung unseres Tuns, die Art und Kraftfülle unserer Triebrichtung im Gleichnis ihrer Wesensart auszudrücken. Das Tier ist zum Symbol geworden für das Bezähmte und das Wildgebliebene in uns, für das Einfachste und scheinbar Unbegreifliche unserer Natur. Im Tiergleichnis erkennen wir, was durch die Lüfte unserer Gedanken eilt, was auf der starken Erde unseres Tages geht, im Walde unseres Unbewussten haust oder im dunklen Meere unserer Tiefe uralt als selbständiger Seeleninhalt wohnt.

Affinität zu diesem Getränk aufweisen – also entweder „Weintrinker" sind oder aber auch Wein völlig ablehnen – mehr oder weniger (oder stärkere oder schwächere) Symptome hervorzurufen imstande ist. Da die Polarisation Bier- oder Weintrinker geläufig ist, haben wir versucht, diesen Aspekt ebenfalls in unsere Fragestellung einfließen zu lassen.

Zu diesem Zweck wurde eine Tabelle erstellt, die die Affinität unserer ProbandInnen zu Wein bzw. Bier in Form einer Skala von –3 (völlige Ablehnung) über 0 (Indifferenz) bis +3 (großes Verlangen) sichtbar machen sollte. Eine einfache Addition dieser Zahlen ergibt gemäß Tabelle 3 (siehe unten!) folgende Darstellung:

	Wein	Bier
7 "Best-ResponderInnen"	+6	+2
8 restliche ProbandInnen	+11	+12

Tabelle 3

Kommentar: Es wird deutlich, dass jene ProbandInnen, die gut auf die Prüfsubstanz Vitis reagierten (unsere „Best-ResponderInnen"), in ihren Trinkgewohnheiten eher keine positive Affinität zu Wein erkennen lassen. Prüferin 1 (1w), die uns so viele und deutliche Vitis-Symptome schenkte, lehnt Wein als Getränk sogar ab. Ob das daran liegt, dass sich die männlichen Prüfer eher in der Gruppe der „restlichen ProbandInnen" finden und somit die positive Wein-Affinität auf +11 verstärken? – Beim Verlangen nach Bier fällt dieser Unterschied übrigens noch deutlicher aus.

Lässt man den Einwand der möglichen statistischen Verzerrung durch das Mann-Frau-Verhältnis außer Acht, so könnte man folgern (und eventuell verallgemeinern), dass gerade bei jenen ProbandInnen, die im Alltag eine nicht so deutlich positive Affinität zu Wein (durch die reale Begegnung mit einer Prüfsubstanz) besitzen, die Interaktion mit der Prüfsubszanz Vitis auffallenderweise eine stärkere ist. Diese Frage müsste allerdings noch genauer untersucht werden!

Wärme-Kälte- Regulation
(Schnee)-weiß & (Blut)-rot [J.W.]

Die Prüfungsergebnisse der beiden Traubenarten ergaben viele Überschneidungen, die uns sehr darin bestärkten, eine gemeinsame Veröffentlichung anzugehen.

Neben diesen Überschneidungen gab es gottlob aber auch markante Unterschiede im Reagieren der Probanden. Diese könnten bei der späteren Verordnung vielleicht einmal das Zünglein an der Waage sein um sich zwischen den beiden Vitis-Sorten zu entscheiden.

Im direkten Vergleich der Wärmeregulation lässt sich bei den „weißen Probanden" ein deutlicher, ausgeprägter Mangel an Lebenswärme beobachten, wo hingegen die „roten Probanden" häufig von einem wohligen Wärmegefühl begleitet wurden.

Welche Aspekte könnten dazu geführt haben? Für die weiße Prüfung wurde im Frühjahr die Urtinktur aus den frischen Blättern gewonnen. Diese konnten weniger Sonnenstunden sammeln als die der roten, im Herbst gelesenen Trauben, welche die Basis für die rote Prüfung darstellten.

Auch der Farbstoff der blutroten Traube im Vergleich zur hellen, kühleren Farbe der weißen Traube ist sicherlich ein weiterer Hinweis auf die beobachteten Unterschiede im Wärmehaushalt der beiden Arzneien.

Von Verletzungen, Unfällen & Bisswunden [J.W.]

Eine gemeinsame Parallele der Prüfungsergebnisse stellten die Art und Häufigkeit von Unfällen und Verletzungen bzw. Verstümmelungen dar. Wurden die Unfälle und Verletzungen der „weißen Prüfer" meistens im Traum erlebt (der Dachs, der in die Hand gebissen hat), kam es bei den „roten Prüfern" mehr zu realen Verletzungen (Schnitt mit dem Brotmesser). Überhaupt hinterließ die rote Prüfung einen „tiefer gehender Ein-(schnitt)-druck" bei den Probanden.

Eine mögliche Antwort für diese unterschiedlichen Phänomene zwischen weiß und rot könnte die unterschiedliche Signatur der beiden Traubensorten geben: durch ihren höheren Gehalt an Farbstoffen und Gerbsäuren zeigte die rote Traube eine durchaus aggressivere Seite im Vergleich zur weißen.

Dies spiegeln auch die vielen gemeinsamen Hautsymptome beider Vitis-Prüfungen wieder. Im direkten Vergleich zeigten die roten Probanden aggressivere Haut- und Schleimhautläsionen als die der weißen Prüfung.

Klinische Fußnoten: Pilzbefall & Abort [P.K.]

Die über die Signatur der Pflanze Vitis vinifera transportierte Tatsache, dass es eine deutliche Affinität zwischen Vitis und **Pilz**organismen gibt – sowohl was den möglichen Schädlingsbefall wie auch den quasi auf der Beerenhaut vorbereiteten Gärungsprozess durch Hefesporen betrifft – legt nahe, klinische Querverbindungen zum Pilzbefall des Menschen zu suchen. Außer den käseartig riechenden Fußschweiß-Symptomen unserer Prüferin 1w (als Mykose-Prädisposition?) und der übelriechenden Flatulenz von 13m sowie den vielen an der Mundschleimhaut notierten Symptome verschiedener Prüfer – Candida?! - haben wir hierfür aber über die von uns ermittelten Prüfungssymptome keine Hinweise, - es fehlen auffallenderweise zusätzlich darauf hinweisende Haut- sowie Genitalsymptome. Als Bestandteil der Weinranke wurde von Pryce und Langcake eine fungizide Substanz beschrieben.

Aus Gesprächen mit Jürgen Weiland, die durch tiefgehende persönliche Erfahrungsprozesse aller Autoren geprägt waren, sei es erlaubt, das Thema des **Abort**s bzw. von drohender Abortgefahr in Zusammenhang mit Vitis zu bringen: Haltsuche eines Kindes, das nicht „gehen" will (oder darf). Zur Signatur: Der sich tief im Erdreich verwurzelnde und dadurch extrem überlebensfähige Rebstock, - aber auch: Der Gehstock aus Rebholz, der – einmal in den Boden eingebracht und für längere Zeit stehengelassen – Wurzeln schlägt!

Mögliche Arzneibeziehungen von Vitis [P.K. & J.W.]

Cocculus wurde wegen seiner Schwindelsymptome bereits als Kollateralmittel genannt, - und ebenso **Lycopodium**: Dazu verweisen wir auf das Protokoll des Prüfers 13m. In Rubriken, in denen wir Vitis ergänzt haben, tauchen auffallenderweise auch immer wieder **Magnesium**-Salze auf. **Staphisagria** drängt sich u. a. wegen seiner vitis-ähnlichen Symptome der Mundschleimhaut, wegen des Themas „Verletzungen", seiner Neigung, Ärger zu unterdrücken, als Vergleichsmittel auf.

Bei Prüferin 10w funktionierte **Sepia** sehr gut als Antidot (bei Zahnschmerzen). Die Arzneibeziehungen zu Sepia und den Magnesium-Salzen zeigten sich auch deutlich in der beschriebenen Kasuistik (s d) [J.W.]

Danksagungen

österreichische Prüfung

Unser Dank für das Zustandekommen dieses Beitrags zur homöopathischen Materia Medica gilt in erster Linie unseren Prüferinnen und Prüfern, ohne deren Engagement, Fleiß und Selbstbeobachtungsgabe Vitis wohl bis zum heutigen Tag unerschlossen geblieben wäre.

Dem zuverlässigen, ermutigenden und wohlwollend begleitenden Apotheker der Salvator-Apotheke in Eisenstadt (www.remedia.at) Robert Müntz danken wir für die Herstellung und Auswahl der Prüfarznei.

Allen weiteren direkt oder indirekt an der Vitis-Vorlesung vom Jänner 2002 in Eisenstadt mitwikenden Personen:

Helmut Gangl, Diplomingenieur und Institutsleiter am Österreichischen Bundesamt für Weinbau in Eisenstadt,

Dr Walter Flak, Direktor des letztgenanten Bundesamtes,

Christian Kurz, ND und Doktor der Physik, für weinkennerische und homöopathiespezifische Ratschläge, - und ganz besonders auch für sein Geleitwort zu unserem „Vitis",

Mag. Norbert Springschütz von der Fürst Esterházy'schen Privatstiftung Schloss Eisenstadt fürs Kostenlassen eines herrlichen Grünen Veltliners im Ausklang der Vorlesung und für die Zurverfügungstellung der Räumlichkeiten des Restaurants Esterházy,

Miriam Wiegele aus Weiden bei Rechnitz im Südburgenland, die uns mit botanischen, kulturhistorischen und heilkundlichen Hinweisen zu Vitis versorgte,

Dr Rosmarie Mayr, Fachärztin für Psychiatrie aus Salzburg für wertvolle Informationen zum Alkoholentzugsdelir

Eda Camus für das gewissenhafte Übertragen handschriftlicher Prüfprotokolle in die Diktion des Computers,

dem Ehepaar Johanna Rattner-Eggl und Gerhard Rattner vom „Kräuterwirt" in Prein an der Rax, die uns ihr Haus und ihre Kochkunst für unsere

Vitis-Klausur vom 26. bis 28. Juli 2002 zur Verfügung stellten ...

Pater Alois Schwarztischer vom Apostolatshaus der Pallottiner in Salzburg, wo wir an unserer gemeinsamen Fassung von Vitis brüteten, der uns einfühlsam mit Literatur zum Thema „Wein und Bibel" versorgte ...

Jörg Wichmann, Fagus-Verlag, Rösrath, für die Aufnahme von Vitis in die Reihe seiner Publikationen, sowie für Ermutigung und Inspiration ...

deutsche Prüfung

Mein Dank gilt an erster Stelle den Prüferinnen und Prüfern sowie deren Supervisoren, für ihre Bereitschaft und ihren Mut, sich an dieser Doppelblindstudie beteiligt zu haben.

Danken möchte ich besonders auch für den körperlichen Einsatz der Probanden. Der „Rote" hinterließ kleine und etwas größere Blessuren (s. Unfälle). Doch nach Rückversicherung mit den „Verletzten" haben diese am Ende der Prüfung auf anderer Ebene eine gute und wertvolle Erfahrung gemacht und niemand musste die Teilnahme bereuen.

Danken möchte ich auch den Kolleginnen
Dr. Gisela Nordhorn-Richter, für die biologisch- botanische Beratung. Sie hat mich ermutigt die „reife" Traube zu verwenden.
Ulrike Wölbert, meine damalige Praxisassistentin, die mich bei der Weinlese und der Weiterverarbeitung der Urtinktur sehr unterstützt hat.

Dem Apotheker Sven Göbel, in dessen Löwen-Apotheke in Meckenheim wir die C3- Verreibung weiterpotenziert haben.

Meinem Freund und Kollegen Jörg Wichmann für sein Engagement (s.o.).

Christoph Bäcker, dem Winzer von der Ahr (www.weingutbaecker.de) aus dessen Weingut die Urtinktur stammt. Sein Wein aus ökologischem Anbau ist wirklich ein ganz besonderer Tropfen.

Dank auch an meine Frau Sabine, die mit Geduld und liebevoller Unterstützung diese Prüfung begleitet hat.

Literatur und andere Vitis-Quellen

Aeppli, E.: Der Traum und seine Bedeutung. Knaur, München 1984.

Bastian, H. (Hrsg.): Ullstein Lexikon der Pflanzenwelt. Verlag Ullstein, Frankfurt – Berlin - Wien 1973.

Bauer, W.;Dümotz,I.; Golowin S.: Lexikon der Symbole, Fourier Verlag Wiesbaden, 16. Aufl. 1996

Dominé, A.: Wein. Könemann, Köln 2000.

Euripides: Die Backchen. Wiesbaden-Berlin. Vollmer Verlag

Genaust, H.: Etymologisches Wörterbuch der botanischen Pflanzennamen, 3. Aufl. Birkhäuser, Basel – Bosoton – Berlin, 1996.

Hahnemann, S.: Organon der Heilkunst, Ausgabe 6B, Kurt Hochstetter, Haug-Verlag.

Jung, C.G.: GW 6, Walter-Verlag, Olten und Freiburg i.B..

Klöckner, J., Hartmann, T.: Der Wein erfreut des Menschen Herz. Paulus-Verlag, Freiburg 1999.

Kreuter, G.: Wein und Gesundheit, Heimat-Jahrbuch 59, Kreis Ahrweiler, 1997

Kroon, Ton van der .: Die Rückkehr des Löwen, von Liebe, Lust und Herzenspower, Verlag Hermann Bauer Freiburg, 3. Aufl., 2000

Müller, K.-J., Riefer, Marco: Kopfkissen-Prüfung der Weinrebe Vitis vinifera, Zweibrücken 1997, unveröff..

Opitz, W.: Sound of Wine. CD mit Geräuschaufnahmen verschiedener Weinsorten in verschiedenen Reifungsstadien. Illmitz, 1996.

Pelikan, W.: Heilpflanzenkunde II. Philosophisch-anthropologischer Verlag, 2. Aufl., Goetheanum / Dornach, 1977.

Pryce, R. J., Langcake, P.: Alpha-Viniferin : An Antifungal Resveratrol Trimer from

Grapevines. Phytochemistry 16 (1977) : 1452 – 1454.

Rätsch, C.: Enzyklopädie der psychoaktiven Pflanzen. AT Verlag, Aarau 1998.

Rätsch, C.: Heilkräuter der Antike, in Ägypten, Griechenland und Rom. Eugen Diederichs Verlag, München 1995.

Rätsch, C.: Pflanzen der Liebe. AT Verlag, Aarau, 1995.

Roberts, M.J.: Mythologie der Griechen und Römer, Athenaion Verlag 1997

Schlegel, E.: Religion der Arznei. Rohrmoser, Dresden 1915.

Scholten, J.: Homeopathy and the Elements. Stichting Alonnissos, Utrecht 1996.

Scholten, J.: Minerals in Plants. Stichting Alonnissos, Utrecht 2001.

Schroyens, F.: Synthesis repertorium homoeopathicum syntheticum, Ed.7. Hahnemann Institut, Greifenberg 1998.

Sherr, J.: The Dynamics and Methodology of Homeopathic Provings. Dynamis Books, West   Malvern 1994.

Stevens, A.: Das Phänomen C.G. Jung, Biographische Wurzeln einer Lehre, Walther Verlag.

Steurer, R.: Gesundheit & Wein. Ueberreuter, Wien 2000.

Urania Enzyklopädie, Pflanzenreich, Blütenpflanzen 1

Vithoulkas, G.: Die Wissenschaftliche Homöopathie. Burgdorf, Göttingen 1986.

Wunderer, W.:Rebschnitt für Könner. In: Garten – Haus 9-10/2001. Österreichischer Agragverlag, Leopoldsdorf.

Edler Tropfen – Vom Werden des Weines: Ein Dokumentationsfilm von Interspot/ORF, 1998.

Internetadressen:
http://www.wein-plus.de/weinfuehrer/index.html

Bezug der Arzneien:

Folium Vitis viniferae
Salvator-Apotheke in Eisenstadt (www.remedia.at) Robert Müntz.

Vitis vinifera cum fructibus
Löwen-Apotheke, Hauptstraße 93-95, 53340 Meckenheim, Tel. +49-2225-2256, Sven Göbel (C30-C200)
Salvator-Apotheke in Eisenstadt (www.remedia.at) Robert Müntz (C12, C30, C200, M, XM)

Andere Arzneimittelprüfungen der Verfasser

König, P., Swoboda, F.: Arzneimittelprüfung mit **Acidum succinicum** D30. In: Documenta Homoeopathica Bd 6. K.F.Haug Verlag, Heidelberg 1985.

König, P., Swoboda; F.: Erste Arzneimittelprüfung von **Magnesium fluoratum** D30. In: Documenta Homoeopathica Bd 8. K.F.Haug Verlag, Heidelberg 1987.

Swoboda, F., König, P.: Eine Arzneimittelprüfung mit **Ginkgo biloba** D30. In: Documenta Homoeopathica Bd 11. K.F.Haug Verlag, Heidelberg 1991.

König, P., Santos-König, U.: **Berberis, Rhododendron, Convallaria** – Traumgeschehen und Psychodynamik dreier Arzneiprüfungen. Burgdorf, Göttingen 1997.

Kurzbiografien und Adressen der Verfasser

Peter König:
Geb. 18.4.1955, in Laakirchen, Oberösterreich. Dr med., Universitätslektor. Medizinstudium in Graz und Wien, 1978 Erstbegegnung mit der Homöopathie über Mathias Dorcsi, seit 1983 homöopathische Lehr-, Supervisions-, Vortrags- und Publikationstätigkeit. 11 Jahre lang im Vorstand der Österreichischen Gesellschaft für Homöopathische Medizin. Dozent der „Augsburger Dreimonatskurse" für Homöopathie seit Oktober 1993. 1986-1992 wissenschaftlicher Mitarbeiter am „Ludwig Boltzmann-Institut für Homöopathie". 1987-1990 Leitung einer homöopathischen Ambulanz im St Anna Kinderspital in Wien. 1990 - 2002 Lehrauftrag an der Medizinischen Fakultät der Universität Wien (Vorlesung „Einführung in die Homöopathie"). Niedergelassen als Arzt für Allgemeinmedizin ab Juni 1987 im 13. Wiener Gemeindebezirk, danach in Eichgraben, Niederösterreich, seit 1999 in Eisenstadt. Seit 1991 im Editorial Board der „Homeopathic Links". Herausgeber von „Durch Ähnliches Heilen – Homöopathie in Österreich", Orac, 1996. Homöopathisches EDV-Dokumentations- und Patientenverwaltungssystem >wisdoc<, gemeinsam mit Günther Nemeth, 1997-2001.
Jetzt im „Weinland" Burgenland lebend liebe ich eigentlich gute (möglichst schwere) rote Weine, habe bisher aber mehr davon erspürt als verstanden – prüfte also eigentlich gegen meine wahre Neigung „weiß"! - AUDE SAPERE!

Dr Peter König
Esterházyplatz 5
7000 Eisenstadt
0043-2682-72201
-72201-4 (Telefax)
koenigaudesapere@magnet.at
www.audesapere.com

Gerda Dauz:
Geb. 23.03.1975 in St. Pölten. Medizinstudium in Wien, Dr med. Turnus in Linz, St. Pölten, Oberpullendorf und Eisenstadt. Zur Zeit in Karenz. Seit 1996 in Ausbildung zur Klassischen Homöopathin.
Nach zahlreichen unfreiwilligen Prüfungen in Form von Erstreaktionen nach der (arzneilichen) Einnahme diverser Hochpotenzen ist diese Prüfung von Vitis vinifera nun meine erste, die geplant als Arzneimittelprüfung erfolgte, - und bei der ich endlich einmal keine Symptome entwickelte. Vielleicht, weil ich keinen Wein trinke?
Die Arbeit des Suchens und Findens von gleichen und ähnlichen Symptomen und Themen in den verschiedenen Prüfprotokollen war jedenfalls spannend, lehrreich –

und kam meinem Wesen („conscientious about trifles") durchaus entgegen. Ich kann mir mehr davon vorstellen!

Dr Gerda Dauz
Erlachgasse 126/52
1100 Wien
0044-664-1503664
Gerda.Dauz@gmx.at

Jürgen Weiland:

Zufall? Gerda Dauz und Peter König, die das Blatt der weißen Traube prüften, erblickten jeweils im Frühjahr das Licht der Welt.
Mich zog es mehr in den Herbst und zur roten Traube: Ich wurde geboren am 03. Oktober 1963 in Heimersheim/Ahr (im romantischen Ahrtal, unweit des Herkunftsortes der deutschen Prüfarznei).
1981-1984 Ausbildung zum Krankenpfleger. Tätigkeiten seit 1984 als Krankenpfleger mit den Schwerpunkten Intensiv- & Notfallmedizin sowie Psychosomatik. 1989-1992 Homöopathie- und Heilpraktiker-Ausbildung, zuletzt an der Akademie für Homöopathie in Gauting bei München. Seit 1992 eigene homöopathische Praxis in Bonn. Seit 1993 Dozententätigkeit im Zentrum für Klassiche Homöopathie, Mülheim/Ruhr, sowie als Gastdozent an der Akademie für Homöopathie in Gauting (Schwerpunkt: Schwangerschaft – Geburt – Wochenbett & frühe Kindheit).
Seit 1996 Leitung von Supervisions- und Arbeitskreisen sowie Homöopathie-Ausbildungen für Hebammen.
Seit 1998 Führung einer Gemeinschaftspraxis im „Zentrum für Homöopathie & Geburtshilfe" mit der Hebammengemeinschaft Storch & Co.
1997-2000 Fortbildung in analytischer Psychologie am C.G. Jung Institut Köln.
Persönlich der Prüfarznei von der Ahr sehr verbunden, war diese Studie von der Idee bis zu ihrer endgültigen Veröffentlichung eine lange Geburt. Sie ist mit meinem persönlichen Entwicklungsprozeß sehr verbunden. Ganze fünf Jahre musste der Spätburgunder reifen, um nun endlich auch für die Öffentlichkeit in die „Lese" zu kommen.

Jürgen Weiland
Bonner Talweg 215
53129 Bonn
+49-228-263341
www.Juergen-Weiland.de
info@Juergen-Weiland.de

Bücher aus dem

Fagus -Verlag

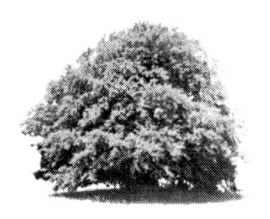

Unser ausführliches Verlagsprogramm mit umfangreichen Auszügen zum Probelesen und vielen anderen Informationen zur homöopathischen Theorie und Praxis finden Sie stets auf unserer Website
www.homoeopathie-wichmann.de

Im Sommer 2003 wird die **englische** Übersetzung zur **Arzneimittelprüfung von Vitis vinifera** erscheinen. gleiche Ausstattung, gleicher Preis ISBN 3-933760-04-6

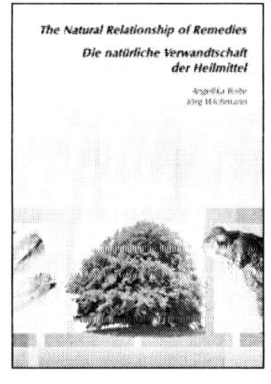

Angelika Bolte und Jörg Wichmann

Die natürliche Verwandtschaft der Heilmittel
- **The Natural Relationship of Remedies**

18,00 €
Fast alle homöopathisch verwendeten Mittel in der Ordnung ihrer biologischen oder chemischen Verwandtschaften, inclusive zahlreicher Mittel aus der Phytotherapie und der Bachblüten.
Insgesamt mehr als 1800 Substanzen.
Angabe der gängigen Synonyma oder veralteten Bezeichnungen, sowie der lateinischen, englischen und deutschen Namen.
Mit Index nach gängigen homöopathischen Namen und Abkürzungen.
zweisprachig, Pb., 208 Seiten, mit CD   ISBN 3-00-001790-9

Im Preis ist eine CD mit der jeweils aktualisierten Version des Buches als html-Datenbank enthalten (identisch mit dem Inhalt der Website), denn seit Fertigstellung des Buches hat sich wieder eine Menge geändert, neue Mittel sind geprüft und die Arzneimittellehren sind erweitert worden

„Eine sorgfältige Prüfung wird ein gut abgerundetes Mittel hervorbringen. Für mich ist eine gute Prüfung so viel wert wie zehn oberflächliche."

Jeremy Sherr
Die homöopathische Arzneimittelprüfung - Dynamik und Methode
ISBN 3-933760-00-3   **19,00 €**

Aufgrund seiner jahrelangen internationalen Erfahrung mit homöopathischen Arzneimittelprüfungen hat Jeremy Sherr es unternommen, anhand der „Klassiker" ein systematisches Basiswerk über die Arzneiprüfungen zu schreiben. – Ein Standardwerk, das nicht nur für diejenigen wichtig ist, die an Arzneiprüfungen teilnehmen oder solche organisieren wollen, sondern auch für alle HomöopathInnen, denen es um ein tieferes Verständnis ihrer Arbeitsgrundlagen geht.

im Fagus-Verlag

Die **Arzneimittelprüfungen von Jeremy Sherr** sind bekannt geworden durch ihre außerordentliche Gründlichkeit und saubere, „klassische" Ausführung und Bearbeitung.
Hahnemann stützte seine Mittelwahl fast nur auf Prüfungstexte. Jeremy Sherr folgt der Devise, daß wir ein Mittel nur wirklich gut verstehen können, wenn wir die Originalprüfung gelesen und uns mit ihr auseinandergesetzt haben. Er veröffentlicht den ursprünglichen Text der Prüfenden in vollem Wortlaut, ohne die Symptome zusammenzufassen oder auf Rubriken zu reduzieren.

Jeremy Sherr
Homöopathische Arzneimittelprüfungen - Schokolade
ISBN 3-933760-01-1   **16,00 €**

Homöopathische Arzneimittelprüfungen - Hydrogenium
ISBN 3-933760-02-X   **16,00 €**

im Fagus-Verlag

Alle weiteren Arzneimittelprüfungen von J.Sherr in gleicher Ausführung – Diamant, Germanium, Iridium, Neon, Plutonium, Eibe, Olive, Raps, Weide, Lachs, Skorpion, Weißkopf-Seeadler – erhalten Sie im
Verlag K.-J.Müller, Maxstr.11, 66482 Zweibrücken.